Navigating Problem-based Learning
问题导向学习（PBL）指南

注 意

本书提供了药物的准确的适应证、副作用和疗程剂量，但有可能发生改变。读者须阅读药商所提供的外包装上的用药信息。作者、编辑、出版者或发行者对因使用本书信息所造成的错误、疏忽或其他任何后果不承担责任，对出版物的内容不进行明示的或隐含的保证。作者、编辑、出版者或发行者对由本书引起的任何人身损伤或财产损害不承担任何责任。

出版者

Navigating Problem-based Learning
问题导向学习（PBL）指南

原　著　SAMY AZER
主　译　王维民
副主译　蔡景一
译　者　（以姓氏笔画为序）
　　　　田冬梅　乔玉玲　张瑞玲
　　　　郭莉萍　高　嵩
秘　书　谢阿娜

北京大学医学出版社

图书在版编目（CIP）数据

问题导向学习（PBL）指南/（马来）赛米著；王维民译.
—北京：北京大学医学出版社，2012.3（2015.12 重印）
书名原文：Navigating Problem-based Learning
ISBN 978-7-5659-0336-6

Ⅰ.①问… Ⅱ.①赛… ②王… Ⅲ.①医学教育—指南 Ⅳ.①R-42

中国版本图书馆 CIP 数据核字（2011）第 274266 号

北京市版权局著作权合同登记号：图字：01-2012-4724

Navigating Problem-based Learning
Samy Azer
ISBN-13：978-0-7295-3827-5
ISBN-10：0-7295-3827-3
Copyright © 2008 by Elsevier Australia. All rights reserved.
Authorized Simplified Chinese translation from English language edition published by the Proprietor.
Elsevier (Singapore) Pte Ltd.
3 Killiney Road，♯08-01 Winsland House I，Singapore 239519
Tel：(65) 6349-0200，Fax：(65) 6733-1817
First Published 2012
2012 年初版

Simplified Chinese translation Copyright © 2012 by Elsevier (Singapore) Pte Ltd and Peking University Medical Press. All rights reserved.
Published in China by Peking University Medical Press under special agreement with Elsevier (Singapore) Pte Ltd. This edition is authorized for sale in China only, excluding Hong Kong SAR and Taiwan. Unauthorized export of this edition is a violation of the Copyright Act. Violation of this Law is subject to Civil and Criminal Penalties.

本书简体中文版由北京大学医学出版社与 Elsevier（Singapore）Pte Ltd. 在中国境内（不包括香港特别行政区及台湾）协议出版。本版仅限在中国境内（不包括香港特别行政区及台湾）出版及标价销售。未经许可之出口，是为违反著作权法，将受法律之制裁。

问题导向学习（PBL）指南

主　　译：	王维民
出版发行：	北京大学医学出版社（电话：010-82802230）
地　　址：	(100191) 北京市海淀区学院路 38 号 北京大学医学部院内
网　　址：	http：//www.pumpress.com.cn
E - mail：	booksale@bjmu.edu.cn
印　　刷：	北京瑞达方舟印务有限公司
经　　销：	新华书店
责任编辑：韩忠刚　　责任校对：金彤文　　责任印制：张京生	
开　　本：	787mm×1092mm　1/16　印张：15.25　字数：356 千字
版　　次：	2012 年 7 月第 1 版　2015 年 12 月第 3 次印刷
书　　号：	ISBN 978-7-5659-0336-6
定　　价：	56.00 元

版权所有，违者必究

（凡属质量问题请与本社发行部联系退换）

译者前言

自1969年加拿大McMaster大学医学院首先试行PBL（Problem-Based Learning）即"问题导向学习"的教学模式以来，PBL在许多国家的医学院校得到了迅速的推广和使用，也得到了世界卫生组织、美国医学院校协会以及世界医学教育联合会的支持。

自上世纪八十年代开始，PBL作为一种较新的教学方法引入中国的医学教育。二十多年来，PBL在各医学院校得以应用并发展，也积累了相当的经验。当然，也遇到了各式各样的问题。首先关于PBL的理念方面，在中国大陆的不少学校，仍未被真正理解和接受，教师及教学管理者常常会提出质疑，其共同的困惑是关于PBL是否能使学生掌握应有的知识，总是担心PBL的方法会导致学生知识获取不足，会影响到未来的发展；其次，关于何谓PBL的问题仍然存在着不同的理解，有的学校将提问或讨论认为就是PBL模式，等等；再次，有的学校将案例讨论混为PBL，曲解了PBL的本意，影响了PBL的原有效果，误导了师生的教与学；另外，如何实施PBL，每个步骤的目的和内涵等，也尚未得到充分的理解和落实。诸如此类，我们认为PBL的理念、组织方法、评价模式等均有待进一步的认识和探讨。为此，我们组织翻译了《问题导向学习（PBL）指南》一书。其作者对PBL有着深入的研究，在多年的实践经验基础上，结合实例对PBL做了全面细致的阐述，使我们系统地了解了PBL的理念及实施方法，自觉受益匪浅。愿意向各位推荐《问题导向学习（PBL）指南》，希望在未来的PBL实施过程中，有助于师生的教与学。

王维民

2012年5月

评价与推荐

本书对 PBL 课程的结构、学习者有效参与 PBL 课程的必备要素等作了全面的讨论；这些要素编写成书对教师和学习者都是非常好的资源。

Raymond Peterson 副教授

澳大利亚 Queensland 大学医学教育中心主任

本书中给出的学生的视角、教学建议和学习建议都是非常宝贵的。作者挑选了许多学科的内容，并把这些内容编写到医学 PBL 课程中。这本书对学习医学 PBL 课程给予了全面的指导。

Sally Sandover 副教授

澳大利亚 Western Australia 大学 PBL 课程负责人

作者对高等教育教与学的特征有着清晰的认识，尽管他着眼于医学教育领域，但我可以肯定这些内容对于大学教育的其他领域特别是生命科学也是非常有用的。

Khatijah Yusoff 博士、教授

马来西亚 Putra Malaysia 大学副校长助理

PBL 的主要目的是引导学生成为一个善于自主学习、能够终生学习的学习者、具有良好的交流能力和善于解决问题的人。Azer 博士是一个 PBL 的专家，多年来他在培训指导教师和提供相关服务等方面积累了丰富的经验。这本书对学生和指导教师非常有用，是必备的指南。

Keh-Min Liu 教授

台湾高雄医学大学医学院副院长

这本书对理解 PBL 非常有价值，它不仅适用于医学生，而且对教师和 PBL 新老师也非常有借鉴意义。

Seiji Yamashiro 教授

日本富山大学普通内科教授

序

  Samy Azer 教授为《问题导向学习（PBL）指南》一书所付出的努力令人钦佩，该书有助于清晰地理解问题导向学习（PBL）的方法。在过去二十年中，高等教育的教和学都发生了巨大的变化；现代教学既不以填塞知识为目的，也不鼓励死记硬背，其着重于培养学生运用所学知识的能力，掌握解决问题的本领；同时还要培养他们的分析和判断能力，成为终生学习者。大学课程设置的这些变化要求学习者调整学习策略，明确自己的学习目的，提高沟通能力，培养合作学习能力，这对使用 PBL 并强调学生为中心的学习方法是至关重要的。

  此前，由于缺乏能力培养方面的资源，未能给学生提供帮助以挖掘他们的潜力。而本书则针对这种现状，为学生提供关键的技巧和诀窍，是图书馆的必备资料。虽然本书的主要读者是医学生及卫生相关专业学生，但书中大部分章节对使用类似方法教学的课程同样适用。本书讨论了 PBL 学习的方方面面——学生在 PBL 讨论课中所处的角色、成功讨论的关键、如何构建有效的机制、如何确定学习需求、如何在讨论前完善问题、如何顺利通过考试、如何有效管理时间和如何应对压力等。目前除了医学和卫生相关专业外，PBL 在其他专业的教学中也得以广泛应用，因此这本书的出版也是非常必要的。

  非常荣幸能为本书作序，并借此机会表达对作者的祝贺。本书反映了作者在医学教育领域的专长和在医学及卫生相关专业做出的贡献。Azer 教授是我校（Universiti Teknologi MARA）医学院的教师，对此我非常自豪，他的贡献间接地反映了我校在教学方面的成就。我愿向医学生和卫生相关专业学生、大学教师、课程设计者以及 PBL 指导教师推荐此书。

Dato' Seri 教授 Ibrahim Abu Shah 博士
马来西亚 MARA 科技大学副校长

原著前言

学到的东西与学习中获得的乐趣成正比

——Bob Pike

自从在澳大利亚及海外求学至今,我一直在问自己为什么老师们总是教我们要学什么,我从不记得他们强调过如何去学。也许因为教我的人同样也是医学毕业生,而不是医学教育家的缘故吧。但13年前我攻读教育学硕士的时候,也不记得对"如何学"这一重要的概念有过任何分析或侧重。确有记忆的是1992年我讲授2学分的教育心理学课程时,曾思考过如何才能把学习的理论变成可以帮助学生培养学习技巧的"菜单"。从那以后,我阅读了大量关于教育的著作,发表了许多关于医学教育的研究论文,在国际会议上展示我的工作,并参与了几所大学的课程设计。我培训了500多名PBL指导教师,他们来自基础医学、理疗、护理、职业病治疗、言语病理、口腔、营养、健康科学和全科医学等不同的专业领域。我还培训过一些中小学教师把PBL作为一种教学方法应用到中学教育;这些广泛的经历拓展了我对教育和学习过程的兴趣。

学习是一个需要理解其要素并不断实践其原则的过程,我们长期记忆里储存并在不同的情况下检索和使用信息的能力很大程度上依赖于我们是如何学到这些信息的。

我的问题是:学习的主要目标是什么?是仅仅记住课本或笔记上的内容吗?如果是这样,试着做做下面的练习。

看看下面的数字并试着按照出现的顺序记住它们:

9, 14, 6, 15, 18, 13, 1, 20, 9, 15, 14

我想可能有人会把所有的数字都记住,但我问你,你把他们都记住后的目标是什么呢?在两、三个小时后还会记着它们吗?

成功的学生可能会问:为什么要我记这些数字?记住这些数字的价值何在?但更重要的是,这个顺序后面的逻辑是什么?

有人可能会认为这些数字是什么暗号或密码——不是,我想让你做的就是思考这个顺序后面的逻辑,一些学生看看它们之间的数学关系得出这样的结论:

$9+14+6=29$

$15+13+1=29$

$20+9=29$

$15+14=29$

但数字18并没有包括进去,整个过程看似深思熟虑,但并没有解释这个顺序背后的逻辑。

有学生说数字14重复了两次,15重复了两次,9也重复了两次,但无法解释为什么1,13,6和20没有重复以及它们的意义何在。

也有学生说9加5是14,14减8是6,但很难找出任何规律,用其他数学方法也没有找到它们之间的关系。

你可能也试过这些方法吧。

放弃了？告诉你吧，这些数字代表的是字母——A 用 1 代替，B 用 2，C 用 3，依此类推。你现在知道这些数字代表的是什么了吧？（代表单词"information"，译者注）

这只是个简单的例子。我想强调的是：你的重点不应该是如何记住信息，而应该是它背后的原理。对上面的问题你可能想了四五种假设并逐一试验，这就是一个让你思想集中、激发你更好理解一个问题的学习过程。

在这个过程当中，你可能想到有一些问题问我，这很好；好问题有助于我们找到解决方法并对问题有更多理解。做这道题的学生问了如下问题，可能你会有更多的问题。

- 为什么本题中没有大于 20 的数字？
- 这个数列中最大的数是多少？
- 这些数字代表什么？
- 我们的假设都集中在数学规则上了，我们需要开阔思路，我的假设应该关注什么呢？

提出好的问题可以让我们集中注意力，帮助我们对付不确定性并用科学的方法解决问题；更重要的是，我们的目标不是解决方法本身，而是问题背后的学习过程。

本书的写作目的

绝大多数医学院和卫生相关学校都用 PBL 取代了传统的课程，这些学校里的教和学都不再以传授信息为基础了，在 PBL 的教学方法中，老师不再是知识的主要来源，而是引导讨论；学生以小组方式每周学习一个问题，在第一次讨论课结束时学生需确定学习主题，然后去查找信息来解决他们的疑问。教师负责设计每周的问题，问题的设计需有利于鼓励学生以整合的方式讨论基础医学和临床医学，并能让他们发现自己知识体系上的不足。

然而许多学生发现学习方式改变，比如在小组里与他人一起学习，或者有效地利用 PBL 提供的教育机会很困难。我在悉尼大学和墨尔本大学做高级医学教育讲师的时候，辅导了很多一、二年级的医学生，他们对问题导向学习方式提出了疑问，例如：

"…我不知道 PBL 的目的是什么。为什么在新课程里要选择这种方法？"

"…这门课程要求我们做的太多了，我总是不能确定自己学得是否足够多。怎么才能知道呢？"

"…我怎么才能调整我在 PBL 讨论课上的表现？"

"…我知道你们培训 PBL 辅导老师，以增强他们的引导技巧。为什么不能组织学生培训，教我们如何当 PBL 学生、PBL 希望学生做什么？"

"…对于 PBL 指导老师的新角色和他们不直接回答我们的问题，我感到很沮丧，在我经历里，回答问题是老师的职责；搜索资料不是我的职责，太费时间了。"

"…我们在 PBL 课上需要讨论多少细节？在建立知识结构时还有其他办法来促进学习技能吗？"

"…PBL 案例的基础是跨学科知识的融合，并在基础医学和临床医学之间建立联系，我觉得准备学习主题（learning issues）非常具有挑战性，因为大部分课本都没有这种知识的融合，从不同的课本收集信息对所有人都是挑战。有什么方法能解决这个问题吗？"

这些问题确实存在，本书将提供一系列办法和策略，通过改善学生在 PBL 讨论课上的表现、增强学习技巧、开阔学生的学习视野，达到课程的学习目的。这本书为你提供了成功的关键，使用 4~5 周后你就会看到自己的进步。

写这本书的其他原因：

- 市场上没有专门针对医学生的 PBL 书籍，可真正有效地帮助他们准备这类课程；
- 我的书里提到的技巧一般都是 PBL 课程设计者没有关注的，课程设计者一般会讲 PBL 的理论基础、学习方式以及为何需要 PBL；他们会培训教师如何引导课程，但很少培训学生如何理解他们在 PBL 讨论课上的角色，如何改变自己的学习方式去达到新课程要求的目标，如何运用技巧成功地学习新课程，如何学会自主学习，如何准备考评中常用的基于情景的问题和 PBL 风格的问题；
- 针对上述问题，我写了一篇《如何做好 PBL 课程的学生：成功小组讨论的 12 条建议》（发表在《Medical Teacher》上）。这篇文章以务实的方式讨论了 PBL 课程上学生的需求，全球有八九所大学向学生推荐了这篇文章，并将其列入他们的学习资源，这种反响成为我写这本书的动力；
- 来自澳大利亚、日本（富山大学）、马来西亚（MARA 科技大学）、台湾（高雄医学大学）的医学生、教育者、课程设计者、医学院和卫生保健相关学校的院长们为本书的写作提供了支持；
- 十五年来采用 PBL 课程的医学院校不断增加，MEDLINE 检索发现，这些学校关于 PBL 的研究论文数量由 1975—1995 年 20 年间的 299 篇增加到 1995—2005 年近 10 年间的 2196 篇，也就是说，在一半的时间里增加了 7 倍，其中大部分论文出自过去 15 年里引入 PBL 的学校；
- 我曾做过主旨讲演人和访问学者的大学（高雄医学大学、富山大学、MARA 科技大学）也正把 PBL 引入他们的课程，他们就是亚太地区医学教育改革的实例，也是本书必要性的佐证。

本书的读者

如果你是 PBL 课程的学生，本书就是可以提高你学业成绩的实用指南。对于选择使用 PBL 方法的医学、护理、理疗、口腔、职业病治疗、言语病理、兽医学、基础医学、教育、法律、法医检验等课程的本科生和研究生，这本书都非常有用。

如果你是高三的学生或是准备学习使用 PBL 方法的医学或卫生相关课程的研究生，这本书也推荐给你。在课程开始前的 1~2 个月阅读此书，你会理解该课程的理念，使你的学习方法适应 PBL 的课程设计。

如果你是 PBL 指导教师、医学或卫生相关领域的教育者，或是其他学科使用 PBL 的教师，本书可以帮助你改进学生在 PBL 讨论课上的表现。

对于那些在教学中使用小组学习和自主学习方法时遇到困难的教师，这本书也非常有用，使用本书可以保证课程的成功实施和取得更好的结果。

即使你是一个已经上过 PBL 课程一年或更长时间的学生，本书也会教给你一些新的方法，你会发现很多小窍门、好方法，有助于你最大限度地提高成绩和学习能力，其中包括：

- 你在 PBL 讨论课上的角色是什么，以及如何能够增加你在小组讨论中的参与和贡献？
- 如何领导小组讨论，既不过度表现，也不会令小组其他成员不愉快？
- 小组成员争论不休、讨论没有进展时怎么办？
- 指导老师评估你的表现时关注什么？
- 如何在不确定的情况下有效表达和与他人分享自己的观点？
- 怎样记笔记才能提高你对学习内容的理解？
- 怎样为下一次讨论课搜索新的信息并准备学习主题？
- 失去学习动力时怎么办？
- 不理解学习内容时怎么办？

本书的结构

本书分为四部分：
- 第一部分　PBL 概述：建立本书的总体框架，使你进一步理解问题导向学习与其他传统学习方法的不同，介绍 PBL 的目标、PBL 课程的基本要素、小组讨论成功的关键以及促进小组学习的行为动力。
- 第二部分　PBL 学习技巧：介绍 PBL 课程中的自主学习方法，如何确定学习主题，阐述 PBL 中机制和流程图的使用，举例说明如何为每个病例建构自己的机制，提供使用学习资源及培养学习技巧的关键；
- 第三部分　评估：介绍 PBL 课程的评估目的，形成性评估和终结性评估中常用的方法，以及提高考试分数的小窍门；
- 第四部分　PBL 方法中成功的学生：介绍非认知性技能和职业精神，告诉你成功的关键是践行成功人士的习惯、专注实现你的梦想。

本书的使用

本书是一本实用指南，旨在帮助你提高学习技巧，因此在书里你要做各种练习，其目的是改变你的学习习惯、让你亲身体验有利于成功的新办法。这些练习的设计可以让你意识到：
- 增强学习技巧是有法可循的；
- 理解了 PBL 的理念，就可以有效地形成自己的学习策略；
- 运用本书不同章节提供的技巧和小建议可以使你学习不断进步。

有的练习帮助你提高直觉能力和改变习惯，有的是常规练习，使你能够完善这些技巧，还有一些练习有助于你为实现目标做计划。

记录反思日志

有创造力的人一般会把自己的思想和所见记录下来。记录你对本书练习的答案在 PBL 学习中也很重要，这些记录一般被称为"反思日志"，这一日志不仅有利于你反思分析你的学习策略，还有助于你提高学习技巧，改变态度、获得新的学习能力。

反思日志可以帮助你实现以下目标：

- 找到你的优势和不足；
- 制定合适的策略来提高新的学习技巧；
- 为培养自己的学习方法提供动力；
- 确定长期和短期目标；
- 发现自我评价和批判性思维的价值；
- 让自己对学习和成功充满激情。

要了解本书的概要，请浏览目录并翻阅全书，看到感兴趣的题目再停下来仔细阅读，但不要只读书上的内容，要不断问自己："我可以怎样使用这个信息？""我应该使用何种策略？""新策略对我有什么帮助？""我怎么能知道是否对我有帮助？""什么会影响我运用这些策略？"阅读本书的过程中思考这些问题能让你更好地使用本书。本书还包括批判性问题、辅助信息、格言警句、小建议和学习资源等，以便你能更好地理解所讨论的问题，更多地使用这些策略。有些章节以循证学习简表结尾，目的是为本章所讨论的问题提供现有的最好证据，你可以运用这些证据来改进学习。

本书不是解决你的问题或不足的应急手册，如果你想实现你的目标，就要改变学习方式、提高学习技巧。你需要不断实践，尝试新策略，记录你的进步，从错误中吸取教训，在困难面前坚持不懈。

祝你好运！
Samy Azer
email：azer2000@optusnet.com.au

原著者简介

SAMY AZER 教授
MB, BCh, MSc Medicine, MEd (NSW), PhD (Syd), FACG, MPH (NSW)

  Samy Azer 博士是马来西亚 MARA 科技大学医学院医学教育学教授，也是日本富山大学医学院的医学教育学客座教授。1999 到 2006 年任墨尔本大学医学、口腔学和生命科学部高级讲师。Azer 教授曾为墨尔本大学和澳大利亚其他四所大学培训了 500 多名 PBL 指导教师，协助这些教师把 PBL 方法引入到医学、理疗、护理、言语病理、职业病治疗、口腔、营养、基础科学、兽医学等课程以及中小学教育中。1999 年前，他曾是悉尼大学医学院医学教育学高级讲师。

  Azer 教授对医学教育有着长期深入的研究，特别是在课程设置、PBL 指导教师教学技巧培训、如何激发 PBL 小组的活力、PBL 讨论课上记录员的作用、评估方式的改革、撰写 PBL 问题和学生认知能力的测试等方面有着浓厚的兴趣。他曾在许多大学作过主讲教师和访问学者，如马来西亚 MARA 科技大学、台湾高雄医学大学、日本富山大学等。

  他是澳大利亚和新西兰医学教育协会 PBL 特别兴趣小组的召集人，他还编写了关于医学生评估的教材《基础医学的主要临床病例——PBL 方法》（Hodder Arnold，2006），《Mosby 医学、护理学和卫生专业词典》中内科学和肠胃病学两部分（Elsevier，2006）。他还参与编写了《Kumar & Clark's Clinical Medicine》网络版和最大的国际在线医学教材 eMedicine 中的四章内容；他编写并开发的多媒体学习资源《肝脏：理解胆汁盐和胆红素代谢》（墨尔本大学，2005）被医学生广泛使用。

目　录

译者前言
评价与推荐
序
原著前言
　本书的写作目的
　本书的读者
　本书的结构
　本书的使用
　记录反思日志
原著者简介

第一部分　问题导向学习（PBL）介绍 ··· 1

第一章　问题导向学习（PBL）概述 ··· 3
　导言 ·· 3
　为什么要采用问题导向学习 ··· 3
　传统课程与问题导向学习课程 ·· 4
　　学生的角色 ·· 5
　问题导向学习（PBL）的定义 ·· 6
　　文献中的定义 ·· 6
　　学生对PBL的理解 ·· 6
　问题导向学习（PBL）的目标 ·· 7
　　从问题中学习 ·· 7
　　实现（学科）整合 ··· 8
　　实现认知目标 ·· 8
　　促进小组学习 ·· 9
　　开展自主学习 ·· 10
　　促进团队合作 ·· 11
　小结 ·· 12
　拓展阅读资料 ··· 12

第二章　问题导向学习（PBL）案例 ·· 13
　导言 ·· 13
　第一次小组讨论课：基本要素 ·· 14
　　1. 引子 ·· 14

2. 提出假设 ·· 15
   3. 建立机制 ·· 17
   4. 制定问诊计划 ··· 18
   5. 病史 ·· 18
   6. 查体 ·· 20
   7. 形成学习主题 ··· 22
 第二次小组讨论课：基本要素 ·· 23
   8. 讨论 ·· 23
   9. 辅助检查 ·· 23
   10. 案例结束 ·· 25
 引导性问题 ·· 26
   构建引导性问题 ·· 26
 小结 ·· 27
 拓展阅读资料 ··· 28

第三章 问题导向学习（PBL）小组讨论 ·· 29
 导言 ·· 29
 行为动词 ·· 29
 小组管理及合作中出现的问题 ·· 32
 成功小组的特点 ·· 34
 小组讨论成功的关键 ·· 34
   方法 1. 坚持基本准则 ··· 34
   方法 2. 明确角色 ··· 35
   方法 3. 增进小组活力 ··· 36
   方法 4. 提出问题以激发讨论 ··· 37
   方法 5. 成为有目的的学习者 ··· 37
   方法 6. 反馈造就成功者 ·· 38
   方法 7. 监控你的进步 ··· 38
   方法 8. 努力成为成功的团队 ··· 39
   方法 9. 成为批判性思维者 ·· 40
   方法 10. 理解教师的角色 ·· 40
   方法 11. 培养积极的态度 ·· 41
   方法 12. 成为合作型学习者 ··· 41
 PBL 的七项准则 ··· 42
 循证学习 ·· 43
 小结 ·· 44
 拓展阅读资料 ··· 44

第二部分 问题导向学习（PBL）学习技巧 …… 45

第四章 自主学习 …… 47
导言 …… 47
比较：传统学习和自主学习 …… 48
开展自主学习的原因 …… 49
提高自主学习技能的方法 …… 49
方法1. 改变学习方式 …… 49
方法2. 明确学习需求 …… 50
方法3. 建立有效的学习模式 …… 50
方法4. 明确学习目标 …… 52
方法5. 确定有用的学习资源 …… 53
方法6. 评价学习成就 …… 53
方法7. 永不满足 …… 54
方法8. 对学习负责 …… 54
方法9. 把学习变成愉快的经历 …… 55
方法10. 回顾取得的成绩 …… 56
方法11. 成为目标导向的学习者 …… 57
方法12. 相信自己潜力无限 …… 57
循证学习 …… 58
小结 …… 58
拓展阅读资料 …… 58

第五章 学习主题 …… 59
导言 …… 59
学习主题的定义 …… 60
最容易犯的10个错误 …… 60
错误1. 肤浅的小组讨论 …… 60
错误2. 忽视基础学科 …… 60
错误3. 在讨论课中没有使用学习资源 …… 62
错误4. 没有逐个分析症状 …… 62
错误5. 只注意不相关的或次要的问题 …… 63
错误6. 不能有效利用讨论时间 …… 63
错误7. 缺乏或没能有效利用记录员 …… 63
错误8. 缺乏知识再评估和证据累积 …… 63
错误9. 没有分配角色 …… 64
错误10. 缺乏从多个角度认识病例 …… 64
学习主题应避免的问题 …… 64
成功确立学习主题的方法 …… 65
方法1. 与组员进行讨论达成共识 …… 65

方法 2. 完整表达学习主题·· 65
　　方法 3. 结合基础和临床医学·· 66
　　方法 4. 考虑社会心理、道德和伦理问题································ 66
　　方法 5. 内容具体并强调融合·· 67
　　方法 6. 补充、修改和完善·· 67
　收集信息的方法··· 67
　　如何准备学习主题·· 68
　　如何检索学习资源·· 68
　学习主题和知识的构建··· 69
　　难以确定最终假设怎么办··· 70
　成功准备学习主题的方法··· 74
　　方法 1. 你的目的是什么·· 74
　　方法 2. 第一次小组讨论课上你学到了什么····························· 74
　　方法 3. 什么是基本框架·· 75
　　方法 4. 哪些概念是你不知道的··· 75
　　方法 5. 要使用哪些主要资源·· 76
　　方法 6. 该怎样有效利用自主学习时间································· 76
　　方法 7. 什么是主要的概念··· 77
　　方法 8. 如何构建新信息（知识）·· 77
　　方法 9. 如何把新知识与之前学过的知识联系起来··················· 78
　　方法 10. 在第二次讨论课中可能会提出什么问题····················· 78
　　方法 11. 如何用新信息解决新问题······································ 78
　　方法 12. 对所学知识的评价是什么······································ 79
　自主学习能力的自我评价··· 79
　循证学习·· 79
　小结··· 80
　拓展阅读材料··· 80

第六章　构建机制和流程图 ·· 81
　导言··· 81
　为什么在第一次小组讨论时构建机制是有用的·························· 82
　为什么在第二次小组讨论中构建机制是有用的·························· 84
　使用概念图构建知识·· 85
　　什么是概念图·· 85
　如何区别概念图和机制·· 85
　成功构建最终机制的方法··· 86
　　病例场景··· 87
　　方法 1. 提出假设··· 88
　　方法 2. 确定重点··· 88
　　方法 3. 检验最终假设·· 88

方法 4. 列出关键词或概念 ………………………………………… 89
　　方法 5. 为构建机制做计划 ………………………………………… 90
　　方法 6. 从诱因开始 ………………………………………………… 90
　　方法 7. 确保机制反映出知识的整合 ……………………………… 91
　　方法 8. 从系统、器官、细胞及分子水平进行阐述 ……………… 91
　　方法 9. 解释症状和体征 …………………………………………… 91
　　方法 10. 解释检查结果 …………………………………………… 91
　　方法 11. 确保没有走捷径 ………………………………………… 92
　　方法 12. 检查和修改 ……………………………………………… 92
　练习 …………………………………………………………………… 92
　小结 …………………………………………………………………… 93
　拓展阅读资料 ………………………………………………………… 93

第七章　有效利用学习资源 …………………………………………… 95
　导言 …………………………………………………………………… 95
　教学大纲 ……………………………………………………………… 95
　　教学大纲中的主要内容 …………………………………………… 96
　　有效利用教学大纲 ………………………………………………… 97
　学习方式和学习资源 ………………………………………………… 97
　PBL 课程中的资源 …………………………………………………… 98
　　学习纲要 …………………………………………………………… 99
　　研究文献的意义 ………………………………………………… 100
　　期刊和文献综述的局限性 ……………………………………… 101
　　搜索文献的目的 ………………………………………………… 101
　　成功的文献搜索 ………………………………………………… 101
　有效利用医学词典 …………………………………………………… 102
　练习 ………………………………………………………………… 104
　有效利用教材 ……………………………………………………… 105
　　教材是主要的学习资源之一 …………………………………… 105
　　利用教材促进学习 ……………………………………………… 106
　　陈述从多种学习资源获得的信息 ……………………………… 108
　有效利用网络资源 ………………………………………………… 108
　　一个好的网站有哪些特点 ……………………………………… 108
　使用计算机辅助学习（CAL）资源 ……………………………… 109
　　好的计算机辅助教学资源有哪些特点 ………………………… 110
　小结 ………………………………………………………………… 110
　拓展阅读材料 ……………………………………………………… 110
　循证学习 …………………………………………………………… 111

第八章　培养学习技巧及态度的关键 · · · · · · 112
导言 · · · · · · 112
构思学习计划 · · · · · · 112
计划的目的是什么 · · · · · · 112
主要原则是什么 · · · · · · 113
先做首要的事 · · · · · · 114
安排时间 · · · · · · 115
时间管理的小建议 · · · · · · 116
整理电脑文件夹 · · · · · · 118
发现自我激励的动力 · · · · · · 119
方法1. 预见结果 · · · · · · 119
方法2. 肯定自己的成功 · · · · · · 120
方法3. 奖励自己 · · · · · · 121
方法4. 继续努力 · · · · · · 121
方法5. 使自己充满活力 · · · · · · 121
方法6. 坚持不懈 · · · · · · 121
提高注意力 · · · · · · 121
该如何增强学习的注意力 · · · · · · 121
如何尽量减少由于外界干扰浪费的时间 · · · · · · 122
监控进步 · · · · · · 122
应该如何监控你的进步 · · · · · · 123
寻求帮助 · · · · · · 123
该向谁求助 · · · · · · 123
利用反馈改进技能 · · · · · · 124
如何为反馈课做准备 · · · · · · 124
反馈时问到的问题 · · · · · · 124
学会应对压力 · · · · · · 125
压力的主要原理是什么 · · · · · · 125
身体在压力下产生变化 · · · · · · 126
学生压力的来源 · · · · · · 127
如何应对压力 · · · · · · 129
小结 · · · · · · 130
循证学习 · · · · · · 130
拓展阅读资料 · · · · · · 130

第九章　学习档案和反思日志 · · · · · · 131
导言 · · · · · · 131
学习档案的定义 · · · · · · 131
学习档案的作用 · · · · · · 132
PBL课中的学习档案 · · · · · · 132

1. 临床阶段的评估 ……………………………………………………… 132
　　2. 培养自主学习技能 …………………………………………………… 133
　　3. 自我激励，培养反思性学习技能 …………………………………… 133
　PBL 课中的反思日志 ……………………………………………………… 133
　　如何创建反思日志 ………………………………………………………… 134
　　反思日志的优点 …………………………………………………………… 136
　　反思日志的局限性 ………………………………………………………… 136
　　学生对反思日志的看法 …………………………………………………… 136
　　怎样充分利用你的反思日志 ……………………………………………… 137
　　建议 1. 现在就开始行动 ………………………………………………… 137
　　建议 2. 为成功做计划 …………………………………………………… 137
　　建议 3. 知道自己需要做什么 …………………………………………… 137
　　建议 4. 清楚你的目标是什么 …………………………………………… 137
　　建议 5. 要有创造性 ……………………………………………………… 138
　　建议 6. 不要夸张 ………………………………………………………… 138
　　建议 7. 提供实例 ………………………………………………………… 138
　　建议 8. 学习经验是重点 ………………………………………………… 139
　　建议 9. 显示目的是如何达到的 ………………………………………… 139
　　建议 10. 评价所取得的进步 ……………………………………………… 139
　　建议 11. 把反思日志变成快乐的体验 …………………………………… 139
　　建议 12. 寻找反馈 ………………………………………………………… 140
　小结 …………………………………………………………………………… 140
　循证学习 ……………………………………………………………………… 140
　拓展阅读资料 ………………………………………………………………… 141
　反思日志举例 ………………………………………………………………… 141

第三部分　评估 …………………………………………………………… 145

第十章　问题导向学习（PBL）的评估 …………………………………… 147
　导言 …………………………………………………………………………… 147
　评估的目的 …………………………………………………………………… 147
　　终结性评估 ………………………………………………………………… 147
　　形成性评估 ………………………………………………………………… 148
　医学素质 ……………………………………………………………………… 149
　评估工具 ……………………………………………………………………… 149
　　1. 多选题（MCQs）………………………………………………………… 149
　　2. 扩展配对题（EMQs）…………………………………………………… 150
　　3. 简答题（SAQs）………………………………………………………… 150
　　4. PBL 式问答题 …………………………………………………………… 150
　　5. 改良病例分析题（MEQs）……………………………………………… 150

6. 结构化简答题（CRQs） …………………………………… 150
　　7. 标签式考试 …………………………………………………… 151
　　8. 导师评估 ……………………………………………………… 151
　　9. 临床模拟 ……………………………………………………… 151
　　10. 客观结构型临床考试（OSCE） ……………………………… 151
　　11. 学习日志 ……………………………………………………… 152
　　12. 面试 …………………………………………………………… 152
　　13. 三级跳考试（TJ） …………………………………………… 152
　　14. 多项迷你面试（MMI） ……………………………………… 152
　　15. 迷你临床评测（mini-CEX） ………………………………… 152
　　16. 学生互评 ……………………………………………………… 153
　　17. 学习档案 ……………………………………………………… 153
指导教师的评估 …………………………………………………………… 153
　　从教师评估中最大获益 ……………………………………………… 154
从反馈环节最大获益 ……………………………………………………… 155
　　建议1. 态度积极 ……………………………………………………… 155
　　建议2. 仔细倾听 ……………………………………………………… 155
　　建议3. 问有用的问题 ………………………………………………… 156
　　建议4. 做出正确的选择 ……………………………………………… 156
　　建议5. 跟老师一起制订计划 ………………………………………… 156
　　建议6. 马上开始自己的计划 ………………………………………… 157
　　建议7. 侧重能力 ……………………………………………………… 157
　　建议8. 监控学习进程 ………………………………………………… 157
小结 ………………………………………………………………………… 157
拓展阅读资料 ……………………………………………………………… 158

第十一章　考试成功的关键 ………………………………………… 159
导言 ………………………………………………………………………… 159
做好考试准备 ……………………………………………………………… 159
　　第一步　收集信息 …………………………………………………… 160
　　第二步　思考一下所涵盖的主要概念 ……………………………… 160
　　第三步　研究往年的试题 …………………………………………… 161
　　第四步　复习学习资料 ……………………………………………… 161
　　第五步　做好迎接不同类型考试的准备 …………………………… 162
考试时易出现的10种失误 ………………………………………………… 163
　　失误1. 回答不切题 …………………………………………………… 163
　　失误2. 答题不完整 …………………………………………………… 163
　　失误3. 花太多时间回答某一个问题 ………………………………… 163
　　失误4. 没有组织好答案 ……………………………………………… 164
　　失误5. 没有达到考核要求的广度和深度 …………………………… 164

失误 6. 没有给示意图做标注 ﾠ164
　　失误 7. 紧张 ﾠ165
　　失误 8. 答题没有策略 ﾠ165
　　失误 9. 没有使用正确的科学或医学术语 ﾠ165
　　失误 10. 没有找到考场或找错了地方 ﾠ165
　站在教师的角度来思考 ﾠ166
　　能力、技能和评估工具 ﾠ166
　　站在教师的角度来思考：小结 ﾠ166
　考试成功的 24 种方法 ﾠ168
　　方法 1. 围绕考试展开复习 ﾠ168
　　方法 2. 安排好复习备考时间 ﾠ169
　　方法 3. 想像成功 ﾠ169
　　方法 4. 保持身体健康 ﾠ169
　　方法 5. 查看考试时间表 ﾠ169
　　方法 6. 做好准备 ﾠ169
　　方法 7. 遵守考试纪律 ﾠ169
　　方法 8. 有效利用读题时间 ﾠ170
　　方法 9. 缓解考试焦虑 ﾠ170
　　方法 10. 在问题的关键词下划线 ﾠ170
　　方法 11. 答题完整 ﾠ171
　　方法 12. 不要慌张 ﾠ171
　　方法 13. 选好答题方式 ﾠ171
　　方法 14. 适当使用关键词 ﾠ171
　　方法 15. 不要前后矛盾 ﾠ171
　　方法 16. 有机地编排答案 ﾠ171
　　方法 17. 回答要重点突出 ﾠ172
　　方法 18. 不要过度解释 ﾠ172
　　方法 19. 给教师留下深刻印象 ﾠ172
　　方法 20. 回答要具体 ﾠ172
　　方法 21. 避免电报式回答 ﾠ173
　　方法 22. 解释缩略语 ﾠ173
　　方法 23. 合理安排时间 ﾠ173
　　方法 24. 全面检查一遍 ﾠ173
　小结 ﾠ173
　拓展阅读资料 ﾠ174

第四部分　问题导向学习中成功的学生 ﾠ175

第十二章　非认知技能和职业精神 ﾠ177
　导言 ﾠ177

非认知技能 ··· 177
    非认知技能：成功不可或缺的因素 ······································· 179
什么是职业精神？ ··· 179
培养职业技能 ··· 179
    建议 1. 了解期望是什么 ··· 179
    建议 2. 向榜样学习 ··· 179
    建议 3. 反思医患故事 ·· 180
    建议 4. 寻求帮助 ··· 180
    建议 5. 从反馈中学习 ·· 181
    建议 6. 实行全方位评估 ··· 181
    建议 7. 改进态度 ··· 181
    建议 8. 将这些行为转化成习惯 ·· 181
小结 ·· 181
拓展阅读资料 ··· 182
循证学习 ··· 182

第十三章　成功的 22 条法则 ··· 183
导言 ·· 183
    法则 1. 了解自我 ··· 183
    法则 2. 明确目标 ··· 184
    法则 3. 确定目标 ··· 184
    法则 4. 相信自己的能力 ··· 185
    法则 5. 从遵守纪律开始 ··· 185
    法则 6. 从失败中学习 ·· 186
    法则 7. 培养责任心的艺术 ·· 186
    法则 8. 用心倾听 ··· 187
    法则 9. 改善心态 ··· 188
    法则 10. 展示自己最好的一面 ··· 188
    法则 11. 改掉不良习惯，养成好习惯 ·································· 188
    法则 12. 认识到准备工作的重要 ·· 189
    法则 13. 做好改变的准备 ··· 190
    法则 14. 突破自己的局限 ··· 190
    法则 15. 避免拖沓 ··· 191
    法则 16. 认识到明智抉择的魅力 ·· 191
    法则 17. 监控进度 ··· 192
    法则 18. 认识到熟练思考的力量 ·· 192
    法则 19. 认识到今天的力量 ·· 193
    法则 20. 应对真正的障碍 ··· 193
    法则 21. 培养毅力 ··· 194
    法则 22. 幸福快乐是一种选择 ··· 194

小结·· 195
拓展阅读资料··· 195

附　录·· 196
  A　推荐的网络资源··· 196
  B　推荐的教材及期刊·· 199
  C　准备充分的学习主题举例·· 202
  D　评估问题举例·· 207

词汇表·· 212

第一部分

问题导向学习（PBL）介绍

第一章

问题导向学习（PBL）概述

> 头脑如同降落伞，只有打开才有作用
> ——James Dewar

导 言

在过去的二十年，我们的世界发生了巨大的变化，包括知识的快速积累，技术的突飞猛进，科学的重大发现。器官移植、克隆技术、安乐死、干细胞研究、DNA 库、基因识别等技术的发展引发了新的心理、伦理和道德方面的挑战。

这些变化提出了涉及大学教与学策略的许多问题：

- 传统教学是否能适应当今学习者需求？
- 传统教学是否能传授给学习者在工作中需要的技能？
- 学习者是否能够应对知识和技术方面的快速变化？
- 随着在不同学科和不同生活层面获得的新知识的增加，谁将教会学生成为终身学习者？
- 传统教学方法是否可以帮助学生应对这些挑战？

本章的目的在于对这些问题做出回答，并阐述为什么要由传统教学转向问题导向学习（PBL）或基于病例学习（case-based learning, CBL），以及这些方法与传统教学有何不同，PBL 课程的教学目标又是什么。

为什么要采用问题导向学习？

虽然在过去的一个世纪里，传统医学教育行之有效，但在近 20~30 年间，人们对于科学与健康、疾病关系的看法有所改变，这也导致了对医学教育策略的重新思考。

医学课程的传统教学方法受到了批判，主要集中在以下几个方面：

- 传统医学课程的前两年主要学习科学知识而不是医学专业所需要的技能。结果是学生们要花大量的时间获取知识，但随后这些知识就会被忘却或与将来职业不相关；
- 传统的教学方法会割裂基础医学、社会心理、伦理、临床医学等学科间的联系；
- 传统课程关注于事实性知识，学生们要学习详细的基础医学知识，却不理解学习这些知识的目的。因此，从基础知识到临床的应用就非常困难，原因是学生不能立刻了解他们所学知识的临床意义；

- 来自于几个国家的报告（如《多伦多共识》，见 Simpson 等，1991）指出，医务人员并不具有应有的交流技能，以帮助取得最佳治疗效果。这都与传统本科医学教育的不完善有关。

除了传统课程设置的局限性，许多其他的因素也证实了医学及其他卫生保健课程设置改革的必要性。这些因素包括：

- 应对社区服务需求的变化，例如，采用以病人为中心的卫生保健就倡导让病人了解更多的健康信息和最新的诊疗进展；
- 医学及其相关学科的知识爆炸，与医疗、健康、药学、生物信息等有关的信息技术的发展；
- 对医务人员综合能力的需求，他们不仅要了解疾病发生的病理生理基础、疾病的诊断和治疗，还需要具备一定的非认知能力，诸如人际沟通和交流能力，具有同情心、职业素养、合作精神、正义感和责任感；
- 是卫生相关部门加强相互协作，卫生系统组织结构转变和多元化职业教育的需求。

由于上述变化，许多国际权威组织推荐了新的医学教育指南（如，1988 年的世界医学教育联合会《爱丁堡宣言》；1994 年世界医学教育峰会；1989 年的世界卫生组织和世界医学教育联合会部长协商会）。这些权威组织认为需要对医学及相关课程设置进行改革以建立能与学习者职业活动相适应的学习环境。为达到这一目标，他们支持整合多学科课程的 PBL 或 CBL 的教学方法。

PBL 和多学科教学提供了弥合教育和实践之间差距的理想策略。这是因为 PBL 关注于学生的学而不是教，它能通过促进学生的自主学习，使学生形成自己的学习方法。

医学及相关学科的 PBL 课程的主要目标是培养临床思维能力、解决问题的能力、自主学习能力、交流能力，以及对课程中重要概念和理论的深层理解能力。1969 年这种方法首次被引入加拿大 McMaster 大学医学院。几年之后，1974 年荷兰的 Limburg 大学，1976 年澳大利亚的 Newcastle 大学也分别采用了 PBL 教学法。此后，PBL 在医学教育中的应用得到了世界卫生组织、美国医学院校协会以及世界医学教育联合会的支持。目前 PBL 是非洲、亚太地区、欧洲、中东、美国和澳大利亚等国家许多医学院校采用的主要教育方式。

PBL 教学法主要基于认知心理学和自主学习原则。这种方法与传统医学教育方法的主要区别在于，在传统课程设置中，学生在早期获取基础医学知识，到后期两三年中才把医学知识应用到临床病例的诊断和治疗中。

PBL 广泛用于医学、口腔学、法医学、护理、职业病学、理疗学和言语病理学等课程教学中。它也被应用于非医学课程教学中，比如会计学、建筑学、经济学、工程学、法律和政治学等。PBL 课程中教师是一个引导者，而不是一个信息提供者。这样，他们的作用也就完全不同于传统教学中教师的作用。除此之外，学生应对自己的学习负责，并在 PBL 病例讨论中发挥积极的作用。

传统课程与问题导向学习课程

在讨论 PBL 课程中学生的作用之前，先让我们总体看一下两种类型的课程设计。

课程的设计对于 PBL 的有效性非常重要，因为课程设计会影响教学过程中的师生互动、师生各自的职责和所扮演的角色。表 1.1 总结了课程设计中师生互动的四个层次：

层次 1：在传统教学中，教师是权威和信息提供者，学生依赖于教师。这种课程结构的最典型例子就是传统课程设计，它鼓励被动学习并采用讲课式教学；

层次 2：对传统教学的改良，比如运用互动式授课或采取某些策略提高学生学习动力；

层次 3、4：教师是学习的引导者、反馈者和委派者，而学生会主导学习活动并运用自主学习策略。层次 3 和 4 的最佳例子就是 PBL、CBL、病例分析、计算机辅助教学等课程设计。

表 1.1 课程设计中师生互动的四个层次

水平	学生	教师	举例
层次 1	依赖性	权威者，信息提供者	被动学习，讲课教学，鼓励记忆性学习
层次 2	兴趣性	激发者，指导者	启发式教学，偶尔加以引导性讨论
层次 3	主导性	促进者，反馈者	PBL、CBL、病例分析等小组学习
层次 4	自主性	授权者，顾问	自主学习，如计算机辅助教学

在 PBL 中，同一小组学生一起研究一个设定好的病例场景。他们一起去识别问题、提出假设（可能的原因）、寻找更多信息（制定问诊计划）并对假设加以推敲。在学习过程中，学生就会发现学习主题（自己知识的不足），他们需要研究这些疑问并找到适当的答案，然后向学习小组汇报，并把所学的知识应用到讨论的病例中。所有的这些工作都由组内成员一起完成；而指导老师的作用就是促进小组讨论（详见第三章 教师的角色）。

学生的角色

首先我们认识一下，问题导向学习中学生角色与传统教学中的学生角色有何区别。

在 PBL 课程中：
- 学生会学习到如何把知识应用到实际情况中，而传统课程中学生的学习重点是记住知识；
- 学生会变成信息的制造者（构建信息），而在传统课程中学生只是信息的消费者；
- 学生自己提出问题并寻求答案，而在传统课程中，老师提出问题，也许还会回答所有问题；
- 学生研究自己检索到的资料，而在传统课程中，学生只需记住教给他的知识；
- 学生会主动地分析信息，而在传统课程中学生只会被动地接受知识；
- 学生会主动在小组中学习，而在传统课程中，学生们在一起被动地听讲；
- 学生向其他同学学习，而在传统课程中，学生跟着老师学；
- 学生在合作中学习，而在传统课程中，学生在竞争中学习；
- 学生为理解而学习，而在传统课程中，学生为考试而学习；
- 学生会拓展所学知识，而在传统课程中，学生只需记住知识；
- 学生会看到知识间的相关性，而在传统课程中，学生只是应对那些枯燥的知识（并不清楚这些知识在今后职业中的用处）；
- 学生会依赖大量的学习资源，而在传统课程中，学生只需依赖推荐的教科书。

PBL 课程与传统教学的其他不同之处会在本章的"问题导向学习课程目标"一节中讨论。

问题导向学习（PBL）的定义

在 PBL 学习中，知识的获得来源于对问题的认识和解决的过程。学习开始时遇到问题，问题本身推动了解决问题和推理技能的应用，同时也激发学生查找信息，以学习关于此问题的知识和结构，以及解决问题的方法。

——Howard Barrows，Robyn Tamblyn

关于 PBL 的定义几乎都是模糊或混乱的，事实上还没有一个单一的解释。不同的学校会采用各自的模式来定义 PBL。

有人认为"问题"指的是讨论课上的"病例"或是提供给学生见习的病人症状。也有人认为"问题"指的是含有一系列问题的病例，问题的答案具有不确定性，学生需要一起学习找到答案。还有人认为，"问题"指的是在病例讨论中提出的，需要学生仔细研究的真正"问题"。我们可以看到文献中对 PBL 的不同解释。然而，这些解释相互补充，每个解释都反映了 PBL 的一个特定方面。下面举例说明。

文献中的定义

1986 年 Barrow 指出："PBL 可在医学教育中达到下列四项重要目标：临床知识的构建；有效的临床思维过程的发展；自主学习技能的培养；学习动力的提高。

1993 年 Albanese 和 Mtichell 写道："关键是问题的提出对于新知识来讲，是一个引人入胜的话题，学生有机会主动参与到问题的讨论中，并从教师那里得到适当的反馈和正确的帮助。"

1993 年 Vernon 和 Blake 提出："PBL 是一种教和学的方法，它强调对真实或虚构临床病例的研究、小组讨论、合作学习、假设-演绎性思辩，并关注于小组学习过程，而非仅仅是传授信息。"

1993 年 Schmidt 认为："PBL 是一种学习和构建知识的方法，在老师的指导下学生以小组讨论问题的方式来处理问题。"

从以上的定义中，我们可以看出，现有的定义：
- 关注于 PBL 的不同侧面；
- 可能相互补充；
- 没有解释"问题"究竟指什么——是病人的问题吗？是学习中的问题吗？还是两者皆有？

学生对 PBL 的理解

最近，我请一组医学生和理疗专业学生描述他们如何理解 PBL 这个词汇，以及他们对这种学习方法的感受，这些学生已使用这一学习方法长达一年，以下是他们的反馈。

二年级的医学生 Caitlin："我们讨论的第一个病例跟我以前所学的完全不同。我们有很多不确定性，提出很多问题。小组的每个成员都很努力——我们试图解释原因、得出结论。

我认为这种知识的不足使得每个人都积极投入到学习过程中。当我开始寻求问题答案时，我确实非常急切地想找到与问题有关的信息；我查找的越多，就得到更多的线索和更大的收获感。这与我高中时的学习方式是有很大区别的。"

二年级医学生 Sarah："我们开始并不了解，而老师也没有告知我们 PBL 的相关信息，我对 PBL 报有怀疑的态度。但上了两到三次课后，我开始意识到 PBL 课堂讨论很有价值，尤其当对某一问题不能达成一致时，我们就会分享各自的思想。这种小组学习方式很有效的另一方面原因是每个人都会感觉到是为了自己学，每个人都有责任感并会有效地利用课堂时间。"

二年级理疗专业学生 Kevin："通过对于病例的讨论，我从小组其他成员那里学到了很多。有时我觉得我误解了教师讲课或课本上的某些内容，但通过在讨论课上提出的问题和每个组员的探讨，我们会对新的概念有更好的理解。我认为教师授课无法给我提供这样的机会。"

问题导向学习（PBL）的目标

PBL 要求学生对自己的学习负责。PBL 教师是学生学习的引导者，随着学生逐渐对自己的学习进程承担更多的责任，教师的干预作用会逐渐减少。

——Cindy Hmelo-Silver 和 Howard Barrows

PBL 的主要教育目标可总结为：利用问题学习使基础知识便于记忆；培养有临床专家特质的思维能力和解决问题的能力；发展自主学习能力；培养非认知能力的职业素养，如同情心、沟通和交流能力；建立以学生为中心的学习体系；培养学生独立的批判性思维。

从问题中学习

PBL 和传统教学的差异在于 PBL 利用问题（病例）来鼓励学生的思考和参与。虽然许多课程还保持了讲课的形式，但在 PBL 课程中，讲课不再是教学的主要方式，它以新的模式设计，鼓励学生去思考和理解，而不是鼓励死记硬背现成的知识。讨论的病例场景以新颖的方式呈现，以便学习者对病例场景深入思考。病例撰写要适合学生的年龄、文化、已有知识和期望。课程设计者要仔细撰写病例，不能模棱两可，同时也要反映此病例的教学目标。

为什么要运用病例场景？
- 病例场景能允许学生思考他们所能做到的，并想办法收集新信息以解决问题；
- 病例场景试图把学习放在类似于真实的环境中，在此基础上，当面对新的病例场景时，学习者会运用已有知识来帮助理解类似问题的不同侧面；
- 病例场景能允许学生针对问题提出假设，并思考如何在各种假设中做出最优选择；
- 病例场景作为整合知识的手段，把基础知识和临床实践结合起来；
- 病例场景可以让学生讨论病例中的道德和伦理问题；
- 病例场景有助于信息的长期记忆储存；
- 病例场景允许学生为其观点或推理提供证据；
- 病例场景会激发学生进一步学习的兴趣。

实现（学科）整合

在传统课程中，学生独立学习各门学科的内容。比如，学生第一年开始学习解剖、生理、生物化学和组织学等课程，每门课程都是独立讲授。这种方法不适用于 PBL 或基于病例的课程。PBL 的目标之一就是知识整合，这一目标是通过运用病例场景来实现的。病例场景鼓励学生讨论问题并寻求解决方法。为此，学生会从不同的学科课程中去研究学习主题，如解剖学、生物化学、微生物学、药理学、生理学和临床医学；他们还会讨论病例中出现的道德和伦理问题。因此，PBL 加强了学生的批判性思维、推理和权衡证据的能力，也会加深学生对问题中出现的概念的跨学科理解。表 1.2 显示整合课程设置和传统课程设置中学习方式的不同。

表 1.2　整合课程与传统课程中学习方式的比较	
整合的课程有助于学生	基于学科的传统课程使学生
看到基础科学的重要性和在临床中的应用	在后期课程中才能看到基础科学在临床中的应用
讨论病例、准备学习问题时会运用多个学科的信息	在每个学科的固定框架下学习
整合信息，比如建立路径、推断疾病的发病机制	学习只与一个学科相关的知识点
在处理方案中会考虑道德、社会、心理和伦理问题	关注于疾病，而忽视与病人相关的其他问题
在临床思维中运用基础科学知识	在早期课程中很少有应用所学的基础知识的机会

实现认知目标

PBL 课程首要目标之一就是不断激发学生主动寻求与病例相关信息的兴趣，而不仅仅是解决此问题。病例场景的设计是为了发展一系列的认知技能，包括：
- 提出假设；
- 依据病史和临床检查的证据完善假设；
- 增强批判性思维；
- 整合基础医学和临床医学知识，以及由病例引发的社会心理、伦理/道德和其他知识；
- 运用基础医学知识来理解病人的临床症状和体征；
- 解释观察到的变化；
- 解释临床表现和检查结果；
- 应对不确定性，并学习作决策的技巧；
- 设计治疗方案——确定方案的目的和最佳手段。

掌握这些认知技能而非只注重事实性知识，优势何在？
- 1998 年 Hmelo 曾通过一个研究很好地回答了这个问题。她的研究对象是两个医学院校进行第一学年病理生理课学习的学生。对两个学校所采用的全程 PBL、部分采用 PBL 以及完全传统课程模式进行了比较调查。学生解决问题的能力从几方面衡量：如解释问题的准确性、连贯性和综合性，推理策略、科学概念的应用等。此研究结果表明，与非 PBL 课程学生相比，PBL 课程的学生解释问题更准确、连贯和全面，他们能有效地应用所学推理策略，并运用科学概念来解释问题。这种效果尤以全程使用

PBL 课程的学生最为显著。因此作者认为，通过运用从假设出发的推理策略，PBL 会加速学生认知能力的发展，最终学会运用知识来解释假设；
- 提高认知能力的目的是让学生能够深入理解知识。若仅仅关注事实性知识，是不能使学生批判性地分析信息、验证假设、寻求解决问题的方式和做出判断的。

促进小组学习

PBL 和 CBL（基于病例的学习）的目标之一就是促进小组学习。小组由 8～12 名学生和一名指导教师组成，一般会在一起学习一个学期（大约 12～14 周），然后学生会被分到新的小组，学生能和其他小组的成员共同学习，从而将其学习成果最大化，并与别的学生和新的指导教师建立良好关系。有兴趣可参见 Tuckman 关于小组发展的五个阶段（简表 1.1）。这些信息会有助于你为小组不同阶段的学习做好准备，会让你看到小组不同阶段的变化，并有助于你成为一名聪明的组员，推进和完成小组在各个阶段的学习。

小组学习有什么优势？

小组学习方式：
- 在发展协调技能、交流技能和合作学习技能方面有重要价值；
- 有助于学习者建构自己的知识；
- 能使学生看到自己知识的不足，并获得新知识以加深对新概念的理解；
- 比讲课效果好，尤其对于高级的学习活动如分析、评价、批判性思维、决策、获取知识、综合和归纳学习需求等；
- 给学生提供机会，分享观点、验证想法、评估自己和他人对某一概念的理解；
- 在学生讨论问题和处理不确定性问题时，可提高学生学习动力和参与性；
- 督促小组成员深入探究问题，小组讨论可激发对已有知识的理解，有助于识别知识的不足并能促进新的理解；
- 有助于形成成年人的学习方式，并能发展合作学习技能和一些知识转化技能；
- 提供给予反馈和接受反馈的机会；
- 给学生提供互相学习而不是向专家学习的机会；有时专家在某种程度上也不能满足学习者的需求。

提高小组效率主要应采取什么态度？

学生对于小组学习的积极态度非常有助于取得好的讨论效果，这些积极态度包括：
- 积极参与小组学习进程；
- 接受每个成员；
- 有责任心和意愿在小组学习中付出时间和精力；
- 愿意与小组的所有成员合作；
- 时刻注意与其他成员的互动；
- 小组成员相互信任；
- 愿意与其他成员共享学习资源；

- 积极与小组其他成员交流；
- 在适当的时间以适当的方式提出一定批判性的意见。

简表 1.1　小组发展阶段

第一阶段：适应（Orientation）

此阶段成员之间的关系表现为相互依赖性；小组成员采取安全的行为模式并且会向 PBL 老师寻求指导和方向；有得到其他成员认可的动力；每个成员都会避免严肃话题和情感话题，并都对任务本身和彼此感兴趣。

第二阶段：对抗（Struggle）

此阶段成员间会显现竞争关系。一些成员会修正自己的情感和信念以适应小组合作学习，可能出现都不愿首先发言的局面。虽然这种竞争关系不会被每个人觉察，但它确实存在。一些成员会一直保持沉默，对小组内的困难问题视而不见；而另一些则会试图占有支配地位，控制小组讨论进程。自制力、智慧、相互倾听、合作动机、教师指导等因素在这个阶段都很重要。

第三阶段：克服对抗（Overcoming struggle）

此阶段的特征是人际关系的发展和凝聚力的提高。成员间的信任度增强，集体归属感形成。也会由于克服了对抗阶段的人际冲突，小组气氛变得更为融洽。成员们会更加积极地为本组的学习活动作贡献；大家轮流承担主持，成员间会更开放地分享看法和观点，并相互反馈；会更有兴趣地合作学习，发挥小组的作用。成员们开始担心不可避免的小组解散，一些人还会联系教师，表达他们的感情和希望下学期继续留在同一小组的意愿。在这个阶段，成员们会抵制任何改变。

第四阶段：相互依存（True interdependence）

此阶段不是所有小组都能达到的。到学期末，小组会在第三或第四阶段解散。如果小组成员能保持合作到第四阶段，小组协作能力和个人关系将会发展到真正的相互依存。所有的成员都很有自信，感觉不再需要得到他人的认可，小组的士气高昂，成员们都很有创造力和成就感，他们喜欢和本小组成员合作，也喜欢和别的小组成员合作。

第五阶段：任务完成（Completion of the task）

这是最后一个阶段。此时的小组已完成了它的职能，这是任务完成和关系脱离的阶段，每个成员在小组中所起的作用和所取得的成绩都得到了认可。

修订自：Tuckman B. Developmental sequence in small groups. Psychol Bull. 1965；63：384-399；Tuckman B, Jensen M. Stages of small group development. Group Organisation Studies. 1977；2：419-427

开展自主学习

在小组中，学生们共同找到病例中提供的关键信息，提出假设，并研究合理的解决问题方式。在讨论中，他们会看到自己知识的不足，并提出需要研究的很多问题，就是通常说的"学习主题（learning issues）"（分别见第四、五章，了解自主学习和学习主题的详尽信息）。

自主学习是一种成年人学习策略，它是应对学习需求而采取的信息寻找行为，学习者有目标地利用各种学习资源以克服其在知识、技能和职业发展中的不足。有效的自主学习要求学生具有自我评估技能、批判性思维技能和有效的时间管理能力。自主学习能鼓励学生通过比较观点、分析信息、提出问题和得出结论来整理思路。

哪些因素可提高自主学习技能?
对所掌握内容的内在兴趣
获取知识的动机
在讨论过程中学习和寻找问题答案的好奇心
参与病例讨论的积极性
良好的小组氛围
精心设计的 PBL 病例
学习资源的可及性
与课程设计相匹配的评估

在 PBL 课程中学生可利用哪些教学资源?
PBL 病例
大课
计算机辅助学习程序
期刊
教材
电子图书和教学网站
实践课
病人教育资源
医学和卫生学会的教育资源
解剖/病理标本

促进团队合作

当今医疗服务的多专业形式需要更多的团队合作——PBL 让学生在小组中有效地学习，同时使学生对团队合作、有效交流和协作学习有了更好的理解。诸如领导能力、合作能力、组织能力、提供支持能力、优化和确立目标能力、解决问题能力、激发他人能力和时间管理能力等是医疗卫生专业所需的特质。

小组合作可为成员提供相互支持，并能为未来的职业行为打下基础。这种能力最好通过树立榜样的方式培养（见第十二章），学生们可以观察到他们对于组内其他成员的影响。PBL 课程也强调早期接触病人和医生的重要性，学生们从第一学年第一周就开始锻炼交流技能，并能在临床教学中看到榜样和团队合作的重要性。

如何形成成功的团队合作？
与其他成员建立信任
对他人的观点表示接受和感兴趣
愿意倾听
尊重观点不同的人
提高团队活力
为有效地与其他成员合作付出努力
与他人良好的沟通和交流
鼓励他人和你合作
关注小组共同目标
鼓励对小组合作做出反馈
确立小组目标
和他人分享自己观点
愿意与小组成员共同讨论问题并找出答案

为什么要开展团队合作？
学生会意识到：
好的成绩是从团队合作中取得的
医疗服务是基于团队合作的
医疗和卫生事业的成功是有效团队合作的结果

小 结

　　PBL 是以学生为中心的教学方法，它能促进深度学习。这种方法是运用问题来培养一系列技能，包括知识整合能力、认知能力、小组学习和自主学习能力、团队合作能力、批判性思维能力。与传统课程相比，PBL 课程中学生起主导作用，并在很大程度上为自己的学习成绩负责。PBL 课程的成功秘诀，以及如何把这些原则变为行动将在第二章至第十三章中讨论。

拓展阅读资料

　　（略）

第二章

问题导向学习（PBL）案例

> 重要的是在于不停地提问，好奇自有存在的理由
> ——Albert Einstein

导 言

问题导向学习（PBL）中的案例通常会在 2~3 次小组讨论课中完成，每次课持续两小时。但这不是一个严格的规则，每个学校可根据学生需求、课程设置、教学策略来调整构建自己的 PBL 案例。每个案例的讨论都从引子开始，由 5~6 行的文字组成，后面可以附有一张照片、一系列图片、一小段录像甚至一幅卡通画。

第一次讨论课的教学目标是：
1. 识别引子中的文字和图片中的关键信息；
2. 从引子提供的信息中找到病人的问题；
3. 为找到的每个问题罗列可能的假设；
4. 制定问诊计划，从病人病史中获得更多信息。目的是通过询问病人和家属，以确定哪些假设是很有可能的，哪些是不太可能的，哪些是不可能的并予以排除。随着病例讨论的深入，小组会通过临床和实验室检查结果来寻求更多信息以完善最终的假设；
5. 运用基础知识（如生物学、心理学和社会学知识）来建立并解释每一个假设的路径；
6. 形成病例的学习主题。在病例讨论过程中，小组成员会发现对于所讨论的概念或原理存在知识空缺。小组成员确定 5~6 个关键的学习主题，并在第一次讨论课结束时，带着这些问题去研究探索新的正确的知识，以期在第二次讨论课时把答案带回到小组。

第二次讨论课的教学目标是：
1. 讨论第一次讨论课提出的学习主题，运用从课本和计算机辅助课程中获得的信息解释从病例中提出的问题；
2. 确定有助于修正假设所需的实验室检查或其他检查项目；
3. 分析、评估、解释检查结果；
4. 进一步修正假设，并从病人病史、临床检查和其他检查结果中找出支持假设的证据；

5. 讨论总体的治疗方案、备选的治疗方案以及影响每个治疗方案的因素;
6. 在讨论的最后10分钟,小组成员可以分享合作学习的感受,并为如何改善下周讨论课提出建议。

如上所述,每个学校可构建不同的PBL案例,并用不同的策略来实现各自的教学目标。在临床医学和其他医学课程中有各种不同类型的问题,因此,各个院校构建的PBL案例讨论课不一定要与本章描述的案例讨论课相同,但基本原则通常是一致的。

第一次小组讨论课:基本要素

本节详细描述PBL病例讨论课的基本要素,图2.1总结了第一次小组讨论课的各个步骤。

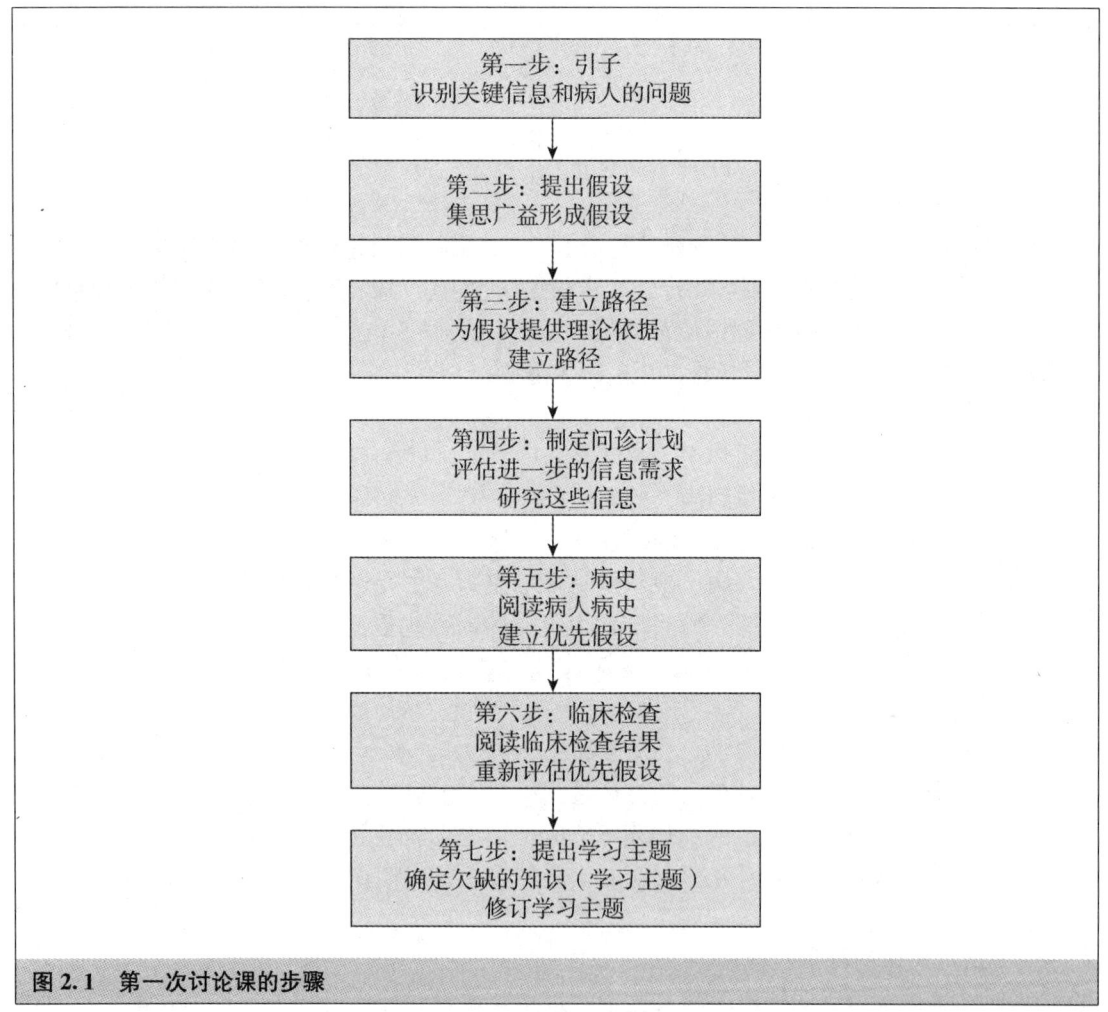

图2.1 第一次讨论课的步骤

1. 引子

引子旨在引出一个病例,一般是由3~4个关键词组成的简短文字,文字会附有图片、小段录像甚至卡通画。小组成员集思广益，分辨出关键信息和病人的问题。

举例

> 你是一名医学生，和 Albert Waterman 医生在诊所见习。Lillian Thomson 夫人是一位 65 岁的退休小学教师，她和女儿一起来找 Albert Waterman 医生看病。Thomson 夫人在过去的 24 小时中出现 3 次上腹痛。在她来诊所的路上，呕吐了两次。她提到："在过去的几个小时中，我的尿颜色较暗。"

讨论问题
- 列出有关 Thomson 夫人的关键信息；
- 列出 Thomson 夫人的主要问题。

总结你对这些问题的答案。

答案
关键信息
　　65 岁的退休小学教师
　　对医生说：24 小时内 3 次腹痛
　　呕吐 2 次
　　尿呈暗色

问题
　　腹痛 3 次
　　呕吐 2 次
　　尿色深

引子的教学目的是什么？
- 激励学生找到病人的问题；
- 提供关于病人背景的关键信息；
- 使学生能"见到"病例中的病人；
- 用引子文字后的图片培养学生的观察能力。

---

2. 提出假设

此阶段小组成员对病人的每个问题都提出假设，这是一个集思广益的过程，小组的每个学生都要有所贡献。记录员是小组成员之一，他把提供的信息整理后写到黑板上。指导老师问一些关键问题以引发本阶段的讨论。

讨论问题：
- 针对病人每个病症提出的假设有哪些？

总结对此问题的答案

如果学生不能够回答这个问题,即当他们不能够列出一些合理的假设时(大约6～7个假设),教师会向学生提出更多问题以促进对原有问题的讨论。请看以下问题:

1. 可能引起 Thomason 夫人疼痛的上腹部和下胸部的脏器是什么?
2. 这些脏器发生什么问题会导致疼痛?
3. 针对 Thomason 夫人的每个问题,列出假设诊断。

答案

对 Thomason 夫人每个问题所罗列的假设诊断:

腹痛:
    胃溃疡
    十二指肠溃疡
    胃炎
    心脏病
    胆囊问题(如结石进入胆管)

呕吐:
    胃炎
    肠胃炎(感染)
    耳部问题(导致胃的反射性收缩,出现呕吐)
    肠梗阻

暗色尿:
    血尿
    浓缩尿(脱水)
    尿中分泌的代谢物

1) 可能产生疼痛的器官
    胃
    十二指肠
    心
    肺
    胸膜
    胰腺
    肝
    胆囊
    结肠
    腹壁,包括肋骨

2) 产生疼痛的器官会有哪些问题?
    胃→胃黏膜炎症,溃疡
    十二指肠→溃疡
    心脏→心肌缺氧(心脏病发作)
    胸膜→炎症

胰腺→炎症（如胰腺炎）
肝→炎症，肝包膜受压
胆囊→胆囊壁炎症，胆道结石
结肠→结肠炎症，便秘
胸腹壁，包括肋骨→肋骨骨骼肌肉拉伤，肋骨骨折

提出假设阶段的教学目标是什么？
- 思考造成病症的可能原因；
- 找出学生不知道的知识领域以及他们需要进一步了解的知识内容；
- 结合基础医学知识（解剖学、生理学）和病理学、临床诊断知识；
- 把这些假设作为问诊计划和收集病史的基础；
- 训练学生面对类似问题时采用此类科学思维方式。

3. 建立机制

本阶段要求小组成员运用自己的知识，形成一个合乎逻辑的机制，以解释提出的每一个假设。*机制*（Mechanisms）常指一系列由箭头相连的事件；成员会在提出的机制中考虑到所有相关因素，包括心理社会因素、器官系统、细胞分子基础等；小组成员还会在此进程中发现自己在解剖学、生物化学、微生物学、病理生理学、药理学、生理学等学科知识上的欠缺，他们也会把这些欠缺的知识纳入学习主题中；一些小组喜欢在讨论了问诊方案、病史、临床检查结果之后再进行机制的建立。

讨论问题
- 选择一个假设，建立相关机制，以解释造成 Thomson 夫人疾病的原因。

总结对此问题的答案。

答案
简单机制举例（详见第六章）
1) 摄入细菌污染过的食物→细菌和毒素到达胃肠道→胃发炎→刺激胃黏膜上神经→腹痛
2) 心脏供血受阻→心肌缺氧→影响心肌收缩→心肌功能异常→心肌废物积聚→腹痛

　　建立路径时，会有很多问题需要回答。比如，第二个路径就会引发下列问题：
　　　　哪一个动脉受阻？
　　　　动脉如何受阻？
　　　　什么导致了动脉受阻？
　　　　心肌供氧不足会有哪些后果？
　　　　为何心肌需要氧气？
　　　　路径中需要加入别的步骤吗？
　　如果不能写出机制，或不太确定答案时，请阅读第六章。

4. 制定问诊计划

更多信息的需求

在这个阶段，小组成员会发现他们需要更多来自于病人、家属和治疗医生的信息，以判断他们的假设是否正确。这些新信息会从病史、临床检查和化验结果中获取。这些信息也会随着病例在两次讨论课中的逐渐展开而提供给学生。但是在提供信息之前，要求学生提出一个问诊方案，比如如何问诊。学生还需要解释这些信息如何帮助他们评估每个假设，并作出优先选择。

讨论问题：
- 你需要进一步从病史中获取什么信息以帮助修正假设？请解释理由。

总结对此问题的答案。

答案

这项任务的目的就是问一些病史问题，帮助评估你的假设并做出优先选择。

问诊问题举例：
- 你觉得痛和你的饮食有关系吗？
- 吃什么食物会痛？
- 疼痛会随着运动或转身增强吗？
- 用手指压胸部和腹部时疼痛会增加吗？
- 指出疼痛的确切位置。
- 你感到疼痛有多长时间了？
- 你如何描述你的疼痛？
- 什么能使疼痛减缓或加剧？
- 疼痛还蔓延到其他地方吗？
- 还有什么跟你的疼痛有关？
- 若把疼痛分为1~10级，10级疼痛程度最高，你觉得你的疼痛是几级？
- 你以前有过类似的疼痛吗？
- 以前做过其他检查和治疗吗？
- 你的家庭成员健康状况如何？有疾病家族史吗？

5. 病史

本阶段，教师会让学生阅读病人病史的相关材料。阅读以下病史并讨论这些新信息对于建立最优假设的重要性。

现病史

Thomson夫人在过去的几天里大约感到三次类似的腹痛。今天在参加孙子的生日聚会后一小时感觉到疼痛。她描述疼痛的情形如下：是一种持续剧烈的痛，主要出现在肋骨下腹部右上方，偶尔会辐射到背部。她吐过两次，并在疼痛时有恶心感，近来体重没有下降，不痛的时候，她的胃口很好，排便也没有异常。

既往史
　　没有输血史，近期没有出国旅行；
　　没有尿道结石和尿道感染史。

家族史
　　父亲在55岁时死于肝癌；
　　母亲在70岁时死于卒中；
　　她唯一的姐姐，现年57岁，健在；
　　没有血液病和贫血家族史。

烟酒史
　　Thomson夫人戒烟已10年；每周末喝两杯葡萄酒

用药史
　　偶尔服用扑热息痛（醋氨酚）缓解头痛

过敏史
　　无

社会史
　　Thomson夫人两年前丧偶，目前与已婚的女儿居住；过去是一家私立小学的教师。

讨论问题
- 有你不认识或不理解的术语吗？
- 总结病史中的关键信息；
- 罗列新的病情，根据病史提供的新信息把所有假设做优先排序；
- 针对每个病症列出假设；
- 需要从临床检查中进一步获得什么信息？

总结对此问题的答案
记录目前已找到的学习主题

答案
新术语
　　扑热息痛（醋氨酚）：用于治疗轻微到中度疼痛和发热，包括头痛和肌肉痛。
病人病症：
　　腹痛：过去几天中出现3次
　　今天参加孙子生日聚会后又出现腹痛
　　呕吐：2次+恶心
　　尿色深
假设：
　　在对假设排序时，需考虑以下问题
　　症状出现在她参加完生日聚会后，这一点有何重要性？

她的疼痛和呕吐是否会由食物中毒所致？
你如何解释她尿呈暗色？如何解释聚会前发生的三次腹痛？
哪类食物会加剧她腹痛？解释理由。
需要什么来消化这类食物？
这如何解释她的症状？
医生为什么要询问她的输血史和海外旅行情况？
医生为什么要询问她是否有贫血和血液病家族史？
在给假设排序时，可以用＋＋＋的符号表示最可能假设，＋表示不太可能假设，－表示可以排除的假设，用？表示不太确定是否可排除的假设。
小组成员需要进一步讨论每个假设并达成一致；记录员可辅助记录本讨论和决策过程。

需从查体得到的其他信息：
生命体征：体温、血压、脉搏、呼吸频率
慢性肝病的症状
腹部检查
腹壁的检查
心血管和呼吸系统的检查

6. 查体

本阶段教师会让小组成员阅读相关查体的资料。阅读以下临床检查结果并讨论这些新信息对于建立优先假设的重要性。

基本状况

Thomson 夫人呈现疼痛状态，有明显黄疸。皮肤没有瘀青，无营养不良迹象，无蜘蛛痣和肝掌。身高 165cm，体重 79 公斤，体重指数为 29kg/m²。

表 2.1 Thomson 夫人的生命体征

生命体征	Thomson 夫人	正常值范围
血压	140/90	100/60～130/80mmHg
脉搏	90	60～100 次/min
呼吸频率	18	12～16 次/min
体温	37	36.6～37.2℃

腹部检查

- 右上腹压痛，无肌紧张。
- 脾未及。
- 肛门指诊：陶土样便。

心血管和呼吸系统

正常

肌肉骨骼系统
脊椎无触痛

神经系统
未检查

讨论问题
- 有不认识或不理解的术语吗？
- 总结查体中的关键信息；
- 列出新问题，添加到已有问题中；
- 针对每个问题，提出相应假设；
- 哪个是最可能的假设？解释理由；
- 列出学习主题。

总结你对这些问题的答案
记录并修正学习主题

答案
新术语
  营养不良：由于摄入不足和新陈代谢异常导致的营养缺陷。
  蜘蛛痣和肝掌：由慢性肝病导致的皮肤病变。
  体重指数：体重（kg）/身高（米）^{2}。根据澳大利亚和新西兰的划分标准，可接受的体重指数范围为 20～25kg/m^2；体重偏轻＜20 kg/m^2；体重偏重 25～30 kg/m^2；肥胖＞30 kg/m^2。
  腹肌紧张：当人体应对受伤时出现的肌肉痉挛。腹肌紧张是急性腹膜炎的症状。
  黄疸：由于高血胆红素造成的皮肤黄色素沉着。
  详见第七章　有效利用学习资源。

关键信息：
  病人有黄疸
  没有营养不良和慢性肝病的症状（无蜘蛛痣和肝掌，无皮肤瘀青）
  不发热
  腹部右上方有触痛
  脾未及
  上腹壁无触压痛

病症：
  黄疸
  右上腹部有触痛

假设
A. 最可能原因：
  胆囊问题（比如胆结石、胆道阻塞）
B. 不太可能原因：

肝脏疾病
　　结肠疾病
　　胃溃疡
　　十二指肠溃疡
　　胸/腹壁
　　心脏疾病
　　肺/胸膜疾病
　　肾脏疾病
学习主题：见下面第7步。

7. 形成学习主题

　　在小组讨论过程中，学生会意识到解释病例时存在知识欠缺。成员们会讨论这些知识欠缺并最终形成学习主题。例如，学生需要特定的知识，以完成对于病人病因机制的解释和对临床实验室检查结果的分析。

　　确立学习主题是第一节讨论课的最后一步。考虑如下情形：

　　小组成员已确立了如下病例学习主题。在第一节讨论课的最后十分钟，成员们需要修订这些问题，需要把这些问题进行排列，以保留那些与病例高度相关、能促进学习、激发下次课讨论的问题，同时也需要排除一些不重要的学习主题。

　　你会怎样帮助小组完成这项任务？

讨论问题

　　修订并给下列学习主题排序。其中有些问题对于确立最后假设不适用，需要删除（限定用时：8分钟）。
　　1) 胃肠道系统解剖结构
　　2) 引发胃肠道上部疼痛的机制
　　3) 黄疸发生的机制
　　4) 呕吐发生机制
　　5) 胃肠道上部结构及功能
　　6) 胆囊系统的结构及功能
　　7) 胃溃疡的症状
　　8) 缺血性心脏病
　　9) 尿色深的成因
　　10) 扑热息痛的药理学机制
　　11) 对于较难术语的理解，如肝掌和蜘蛛痣

解释学习主题的排列顺序并解释如此排列的原因。
好的学习主题有什么特点？

答案

本病例修订后的学习主题是：
　　引发胃肠道上部疼痛的机制
　　黄疸发生的机制

呕吐发生的机制
胆囊系统的结构及功能
暗色尿的成因
对于较难术语的理解，如肝掌、蜘蛛痣

评论：
好的学习主题应该：
1. 具体并能涵盖第一堂讨论课涉及的主要主题；
2. 整合不同学科知识；
3. 最好以问题的形式出现；
4. 平衡笼统问题和细节问题；
5. 不超过5~6个学习主题。

第二次小组讨论课：基本要素

8. 讨论

学习主题和心理社会问题

在第二次小组讨论课中，学生通常先讨论上一节课留待研究的学习主题。他们需要一名记录员，小组中所有成员都要加入到讨论中。要讨论不同的学习主题，然后把这些主题与病例结合，这就使他们理解了从病例、病史、体检中获得的信息的重要性。讨论需用时约60分钟。图2.2总结了第二次小组讨论的各项步骤。

9. 辅助检查

实验室检验结果的解释及意义

教师会向学生提问，需为Thomson夫人安排哪些辅助检查，学生要解释每项检查将有助于回答什么问题，然后教师会让学生阅读Waterman医生为Thomson夫人安排的辅助检查项目的结果：包括血液检查和上腹部超声检查。检查结果见表2.2和表2.3。

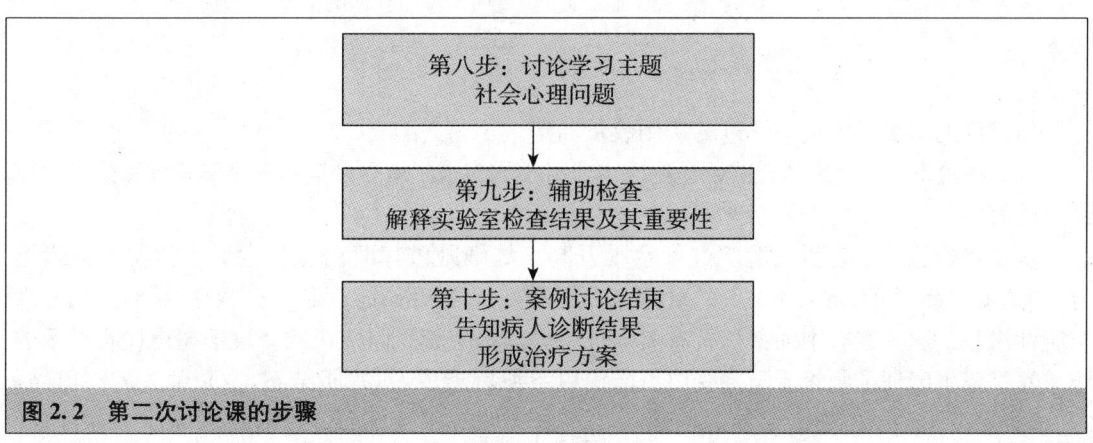

图2.2 第二次讨论课的步骤

表 2.2 全血计数结果

项目	Thomson 夫人检查结果	正常值范围
血红蛋白	140	115~160g/L
白细胞	6.5	$4.0~11.0\times10^9$/L
血小板	280	$150~400\times10^9$/L
凝血时间	11	10.5~14.0 s

表 2.3 肝功能检查结果

项目	Thomson 夫人检查结果	正常值范围
血清胆红素	70	$0~19\eta mol$/L
血清白蛋白	45	35~50 g/L
血清碱性磷酸酶 (ALP)	340	0~120 U/L
血清 γ-谷氨酰转移酶 (GGT)	510	0~50 U/L
血清天冬氨酸转氨酶 (AST)	145	0~40 U/L
血清丙氨酸氨基转移酶 (ALT)	130	0~55 U/L

腹部超声检查

胆总管直径 12mm (正常值为 3~7mm); 肝大小、质地均正常; 胆囊肿大, 胆囊扩张内可见数个等回声, 后伴声影。胆囊管中无结石; 胰头正常, 但由于肠道气体使胰体和胰尾模糊; 肾和主动脉正常。

讨论问题

- 有不认识的术语吗?
- 列出这些实验室检查的异常结果并分析其可能原因;
- 这些检查结果提供的新信息如何帮助修正假设, 解释理由;
- 运用基础医学知识来构建路径, 以解释 Thomson 夫人的病症、病史、查体及实验室检查结果。

总结对上述问题的答案

答案

新术语

新术语的多少要依之前学过的病例数量而定。

这些检验也许是全新的, 需要运用课本或医学词典来了解更多信息 (见第七章和第八章)。

结果的解释

实验室检验结果表明血清胆红素水平升高 (红细胞破坏时由血色素形成的橘红色素沉着), 这就解释了 Thomson 夫人的黄疸 (眼部发黄)。碱性磷酸酶和 γ-谷氨酰转移酶的升高与胆汁淤积 (胆汁在肝中的淤积) 有关。这很可能是胆管受阻造成的。腹部超声检查显示的胆总管扩张也印证了胆管受阻。受阻可能由以下原因造成: 1) 胆结石, 2) 肿大的淋巴结, 3) 胰头癌。胆囊中出现的多发等回声后伴声影表明有胆囊结石; 没有肝和胰腺病变证据。

因此，最终的假设是由胆结石导致的胆绞痛。然而，还需要进一步的检查以验证这一假设。

这个病例会引发对脂肪消化、胆囊功能、胆汁盐作用、胰腺分泌在脂肪消化中的作用、肝功检查结果的解释、肝硬化的病因等主题的讨论。

阅读与本病例有关的文献资料，并构建自己的路径，用以解释 Thomson 夫人的临床和实验室检查结果（见第六章）。

10. 案例结束

Waterman 医生会告知 Thomson 夫人，她的超声结果显示胆总管扩张，胆管扩张经常发生在胆管阻滞时，肝功检查的结果和此诊断一致，没有肝和胰腺病变证据。Waterman 医生还会告知胆管受阻很可能是由胆总管结石造成的，但这需要进一步检查验证。他补充说，超声检查不足以确认病因，还需要运用经内镜逆行胰胆管造影术（ERCP）进行进一步检查，运用 ERCP 还可在发现结石的情况下，把结石从胆管中取出来。

> 可在医学词典中查找这些较难术语：
> 经内镜逆行胰胆管造影术（ERCP）：运用内镜查看胆管、胆囊系统的结构分布和胰管。病人在进行检查前会服轻度镇静药，检查后不会对检查过程有所察觉。详见：http://www.gastro.org/wmspage.cfm?parm1=860#Expect（见图 2.3）。
> 乳头切开术：十二指肠乳头切开术。在如下网址可看到胆囊、肝和十二指肠图像：http://www.healthline.com/adamimage?contentid=1-000273&id=19261&tab=image&series=5&images=7&slide=0
> 胆管：由总肝胆管形成的管道或通道。它会把胆汁从胆囊运输到十二指肠（图 2.3）。

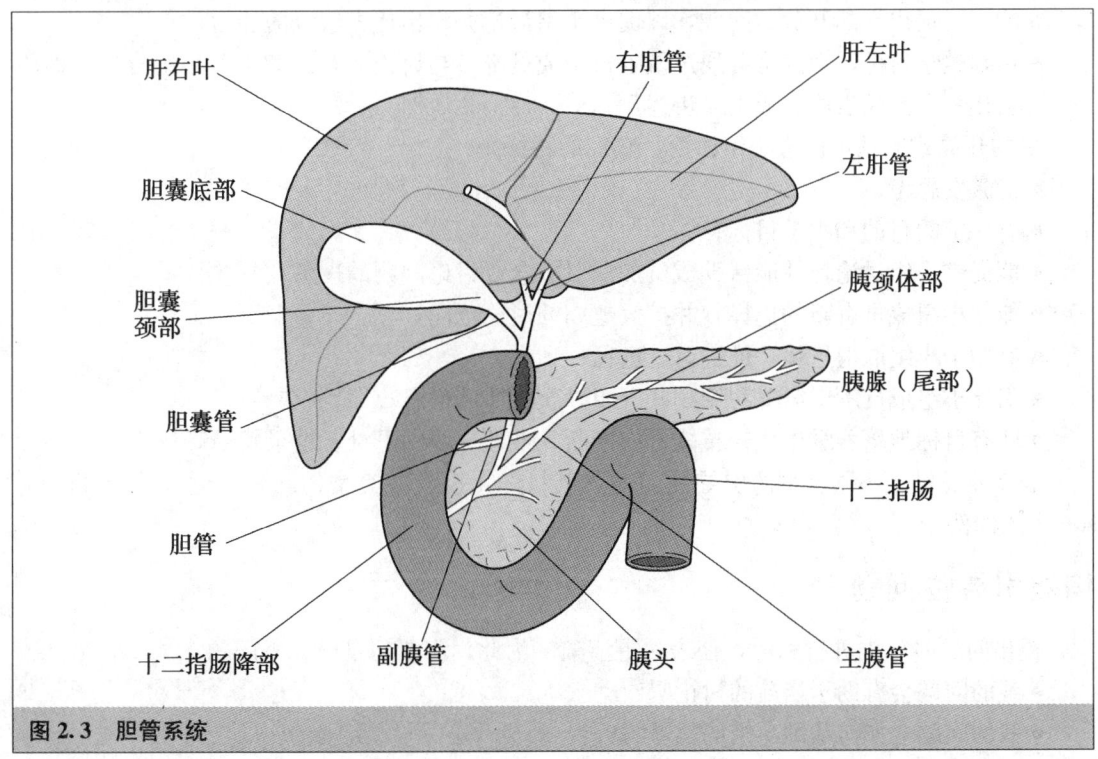

图 2.3 胆管系统

几天之后，在取得 Thomson 夫人同意后，实施了 ERCP 检查，清楚地看到了胰管和胆管，在胆总管中发现了结石，实施了十二指肠乳头切开术去除结石。Thomson 夫人留在医院观察 4 小时后出院。

引导性问题

　　小组引导是一种艺术，能带领小组讨论向既定目标迈进。引导者引导这一进程，但并不干涉讨论内容，引导者的作用是保护小组讨论进程，使其不偏离主题，并完成学习任务。
　　　　　　　　　　　　　　　　　　　　——Dale Hunter，Anne Bailey，Bill Taylor

　　Facilitation（引导）这个词源于法语"faciliter"，基于拉丁词根'facilis'，意思是"容易"。引导是通过有效或便捷的方式使事情变得更容易的过程。在 PBL 课程中，它指的是帮助小组共同合作，获取进步。这就意味着要了解小组成员是如何找到病症、产生假设、建立机制、讨论问题、寻找证据、解决问题、应对不确定性以及做出决策；也包括如何帮助小组形成应对冲突、估计学习需求和克服困难的策略。

　　引导不是提供详细知识内容，回答问题或提供讲座，它是帮助小组学习大的概念，提出开放式问题以帮助小组讨论，并理解其学习需求，引导者会使小组关注于其学习任务并引导他们达到学习目标。

　　讨论课指导教师应在开展 PBL 课程和促进小组讨论方面受过培训。他们将帮助小组：
- 在讨论中充分合作，增进个人获取知识的责任感；
- 进行批判性思维，清晰地交流，以证据为基础做出决定；
- 发展一系列的技能，包括对临床实验室检查结果的解释能力，产生假设、构建路径的能力，提出好的开放式问题，以促进小组讨论并作出优先假设的能力；
- 达到教学目标，教师将会通过鼓励每个成员都参与讨论来营造和提升小组合作，而不会让一个人代表所有成员来讲述。

好的开放式问题可促进小组讨论，它们的特征是：
- 能激发思考；
- 有一定的目的和教学目标；
- 能促进小组讨论，并能帮助成员加深对概念或讨论问题的理解；
- 能使小组成员有新的选择，并扩大他们的讨论范围；
- 有助于小组取得进步，推进讨论进程；
- 引导小组成员考虑需要利用哪些资源以获得所需信息；
- 能有目标地培养学生认知技能，如判断、推理、线性思维、结果解释等技能。

　　表 2.4 总结了不同类型的引导性问题及其目的，以及各类型的问题举例（基于 Thomson 夫人的例子）。

构建引导性问题

　　提出问题时，先进行思考，使表达更清晰。为此，需要问自己如下问题：
- 我的问题会有助于当前的讨论吗？
- 我的问题会如何帮助小组的学习吗？

- 我的问题如何推进我们的思考进程?
- 我提问的目的是什么?例如,是对知识的推理、解释还是思考?
- 如何修正我的问题以使它更加有效?

以上提问策略练习将会有助于提高提问能力,使提出的问题促进小组成员的参与程度并促进他们思考。深思熟虑的问题会促进小组讨论,尤其当小组在应对困难概念或新知识时,好的问题能给小组讨论一些引导。

在 PBL 讨论课外也练习运用这些提问策略,会加快对这些提问步骤的实践。

小　结

并不是所有的 PBL 案例都以这种模式设计。在一些课程设计中,PBL 案例的结构不好,不够具体,也没有结束语。本章中讨论的案例是 PBL 课的一个典型例子,它把病例一步步地呈现给学生,与此同时,还可提高学生如下认知技能:1)提出假设;2)构建机制;3)从病史和临床检查收集信息;4)从假设中做出优先选择;5)确定学习主题;6)解释检查结果;7)概括治疗目标和方案。一些病例也会涉及社会心理概念,或伦理道德问题。引导性问题对于小组讨论很有帮助,尤其当面对较难概念或研究新知识时需要好的问题做引导。练习提出好的开放式问题将会提高你的提问技巧并促进小组讨论,这也会有利于培养你的自主学习能力。

表 2.4　引导 PBL 讨论课的问题类型

问题类型	举例	目的
寻找影响因素	哪些因素导致了 Thomson 夫人在生日聚会后出现疼痛症状? 这些因素如何引发她的疼痛?	估计可能影响病症的内外部因素 有助于确定病症涉及身体哪个系统 有助于建立机制 有助于理解疾病进程 有助于建立疾病进程和可避免因素间的联系,如有可能,拟定治疗计划
推理知识	为何食物会成为影响因素? 哪类食物可加剧腹痛?解释理由。 消化这类食物需要什么? 如何解释她的症状? 医生为什么会询问她的输血史和海外旅行情况? 医生为什么会询问贫血和血液病情况?	提供假设 提供证据 做出基于证据的决定 解释有关的基础医学知识
运用发散思维	她的疼痛和呕吐是由食物中毒导致的吗? 如何解释她的暗色尿和黄疸? 如何解释她在聚会前的三次疼痛?	评估假设 运用发散思维 在全面考虑其他结果/信息的基础上做出决定

表 2.4　引导 PBL 讨论课的问题类型（续）

问题类型	举例	目的
知识源	如何找到关于她病症的更多信息？ 谁将是信息源？	应对不确定性 考虑信息源：亲戚（如果病人失去知觉），病人的全科医生/或翻译（如果病人不会说英语）
事实性知识	你对肝脏的知识有哪些？	这些问题涉及记忆性学习，很难在第一次讨论课上解决
程序性知识	如何应用内镜去除胆结石？描述如何实施这一操作。 内镜如何使胆结石可见？	描述操作过程 描述内镜功能 描述内镜的科学基础
解释性知识	眼底呈黄色（黄疸）意味着什么？ 考虑到黄疸和暗色尿，如何解释她的疼痛？ 如何解释她的超声结果？	找到体征变化，思考它们的意义 做出最佳解释，并对病史、临床和实验室检查结果加以说明
基于任务的知识	需要查找这些术语的意思吗？ 需要查找人体图谱了解这些结构的详细信息吗？ 让我们以下列符号排列我们的假设： ＋＋＋表示最可能假设， ＋表示不太可能假设， －表示可以排除的假设， ？表示不太确定的假设。	运用医学词典查找难词的意义 运用人体图谱识别结构 运用小组获得的知识进行假设排列

拓展阅读资料

（略）

第三章

问题导向学习（PBL）小组讨论

> 想要做好，首先要喜欢。
>
> ——Pearl S. Buck

导 言

学生对 PBL 小组讨论的感想是什么？
如何评价学生在 PBL 小组讨论中的表现？
PBL 小组讨论成功的关键是什么？

在过去的 15 年间，笔者曾帮助很多学生达到了目标，把他们遇到的挑战转化为成功的机遇。这些学生中很多是大一新生，他们会在入学后的 5～6 周来找我，他们找不到上述问题的答案，也不满意各自在 PBL 小组的表现。

学生也许会面对类似的挑战，也许会来自于一个只注重讲授事实性知识的学校，也许会有请家教帮助复习各科知识并在考试中取得高分的经历。我所帮助的一些学生过去常常有从私人家教准备的总结、图表和表格中学习知识的习惯。

然而，进入大学后，他们面对多种挑战，感觉到还没有准备好接受大学教育，大学也没有很好地帮助他们适应新环境。他们习惯于被填充知识，并只关注现成的知识，但大学的学习需要更多认知能力、自主学习能力、知识应用能力、有效的沟通和交流能力。除此之外，在 PBL 课中，学生还需要具有以下技能：诸如应变能力、提出假设、制定问诊计划、整合基础和临床知识、找到学习主题、运用资源获得新信息、解释检查结果、应用所学知识等方面的能力。

如何采用一种好的学习方法，以适应 PBL 课程结构和大学教育理念？回答这个问题永远都不晚。真正的挑战并不是进入一个不同的教育系统，而是如何把你的能力和技能应用到这个新系统。在本章，我们将了解如何改善学生在 PBL 小组讨论中的表现以及 PBL 小组讨论成功的关键。

行为动词

不闻不若闻之，

闻之不若见之，
见之不若知之，
知之不若行之。

——中国古谚语（《荀子》，译者注）

哪些"行为动词"支配着 PBL 小组讨论？

"行为动词"指每个小组成员在特定时刻做什么，它们能帮助更好地了解小组互动程度以及小组讨论病例时展现出的认知能力。在我的 PBL 研究中，收集了由学生运用的 200 多个行为动词，并把这些动词也用在我的研究中以评估 PBL 小组的有效性、小组成员的表现，以及评价用于提高学生学习技能的各种 PBL 课的学习策略。

行为动词有助于评估学生对小组讨论的贡献，以及他们该在哪个方面改进。除此之外，还可应用这些动词来促进学习并提高 PBL 小组讨论所需技能。主要的行为动词列在下面的表格中。

在我们开始使用这个工具前，请先浏览一下这个表格。阅读和思考所列的每个行为动词，这可能需要花费 5~7 分钟时间。

现在请读下列说明：
- 在使用这个表格前，先把表格复印 12 份，以备今后使用。
- 用绿色荧光笔，标记出表示你在 PBL 小组讨论中常做的行动动词。
- 用红色荧光笔，标记出表示你不会做的行动动词。
- 用黄色荧光笔，标记出表示你会做，但不会常做的行动动词。
- 当结束标记后，把日期写到表格上方。每天开始学习前，阅读一下用红笔和黄笔标出的动词。
- 思考这些行为动词会如何促进你的学习。
- 在持续使用这个词表两周后，再拿出另一份复印好的表格，用同样的颜色标注代表你现在行动的动词。
- 完成新的标注后，与你之前标注的词表相比较，观察你的进步。
- 每四周记录一次你取得的进步，以及你提高技能所用的学习策略。
- 每天都要坚持这么做，每两周再重新标注一下新表格。把这些记录都存在一个文件夹里。
- 在六周后，回顾一下你的成绩。你会对你在学习技能、小组表现、深刻理解问题方面的进步感到惊讶。

据我观察，能最佳运用这些行为动词进行讨论的 PBL 小组的特点是：
- 关注小组的学习效果；
- 对所讨论概念有深刻理解；
- 从每个病例中获取最多知识；
- 积极投入到学习中并认为 PBL 可促进学习。

日期：			
学期：			
Abstract	Define	Improve	Recognise
Achieve	Demonstrate	Inform	Record
Act	Describe	Initialise	Refine
Aim	Design	Innovate	Reflect
Analyse	Determine	Inspire	Register
Apply	Develop	Integrate	Rehearse
Ask questions	Differentiate	Internalise	Remember
Assess	Discover	Interpret	Research
Associate	Discuss	Investigate	Respond
Balance	Draw	Justify	Retrieve
Brainstorm	Edit	Label	Scan
Build mechanism	Elaborate	Lead	Scribe
Calculate	Eliminate	Learn	Search
Categorise	Encode	Listen	Select
Change	Encourage	Locate	Serve
Check	Energise	Manage	Set up
Clarify	Engage	Map	Share ideas
Classify	Enhance	Match	Show
Collaborate	Evaluate	Monitor	Solve
Collect	Examine	Motivate	Substitute
Collect data	Execute	Negotiate	Summarise
Communicate	Expand	Observe	Suppose
Compare	Experience	Organise	Synthesise
Compile	Explain	Perform	Target
Comprehend	Explore	Plan	Test
Concentrate	Extract	Point out	Think
Conceptualise	Facilitate	Practise	Transfer
Conclude	Familiarise	Predict	Understand
Consider	Finalise	Prepare	Undertake
Construct	Find out	Present	Upgrade
Construct tables	Function	Presume	Utilise
Convey	Gather	Process	Verify
Convince	Generate	Prove	Visualise
Coordinate	Group	Provide	Weigh evidence
Correct	Guide	Question	Work out
Create	Hypothesise	Rank	
Debate	Illustrate	Read	
Decide	Imagine	Reason	
	Implement	Receive	

小组管理及合作中出现的问题

小组的学习目标包括：
- 取得个人进步并从其他成员那里学到知识；
- 注重团队合作和协作学习；
- 培养职业价值观：比如有效的沟通交流技能、处理冲突能力、尊重别人意见等；
- 分享思想，从错误和反馈中学习；
- 理解小组的组织与管理；
- 发展合作技能，而不是竞争。

帮助实现这些目标应采取的有效小组管理策略包括：
- 制定小组学习的基本准则，并把他们列在黑板上；
- 了解每个成员在 PBL 小组讨论上所承担的不同职责；比如，在黑板上做记录、为小组朗读材料、查找资料、为小组完成任务计时等；
- 小组成员的职责分配；
- 小组成员每周要对各自学习进行反馈并评价小组的效率。用讨论课的最后 10~15 分钟，可提出如下问题："我们小组做得怎么样？""我们还有哪些地方需要改进？""针对病例的每个部分我们讨论的时间分配是否合理？""我们的讨论达到了需要的深度吗？"这样的讨论会使成员产生新的想法，会在下一周的新病例讨论中付诸实践；
- 在小组内建立一个和谐的氛围，使成员能接受不同意见并使每个人都有机会为小组作贡献。

在小组开始运作时这些措施就要实施，但问题会随时出现，需要及时处理。表 3.1 总结了问题产生的原因及其表现形式。

大多数问题都是由于缺少小组有效运作的基本要素而导致的，就像人体缺少维生素一样，小组也会因缺少某些要素而呈现许多症状。如果你的小组出现这些问题时，最好利用每周的反馈时间和组员讨论一下你的想法，倾听别人的观点，再探究别人的感受。当问题的成因正好是小组缺乏的要素时，需和小组成员一起努力，共同解决这些问题。

表 3.1　小组学习障碍的原因和表现

原因	表现
1. 缺乏基本准则	多个同学在同一时间讲话。 成员争吵而非争辩问题。 有不同观点时，对别人意见不够尊重。 并不是所有成员都参与到讨论，有 1~2 个人在讨论中占主导地位。
2. 缺乏板书记录	重复讨论内容。 由于成员不能看到所列假设，很难修正假设并对假设排序。 很难坚持跟上所讨论内容。

表 3.1 小组学习障碍的原因和表现（续）

原因	表现
3. 学习缺乏深度	小组提前 30~45 分钟下课离开教室。 在讨论中走捷径。 关注于疾病诊断，而不对病例所涉及的重要概念进行讨论。 关注于现成的知识，而不是认知技能的培养。认知技能包括：权衡证据、辨别、比较、收集信息、建立机制。 不会运用表格、流程图或路径来加深对病例中问题的理解。
4. 缺乏团队合作	成员不分担职责。 个别学生主导整个讨论。 成员间争斗，营造了不健康的环境氛围。 成员不清楚各自职责。 所做决定没经过讨论。
5. 时间分配不合理	花过多时间讨论病症，没能在规定时间内完成整个病例的学习。 重要的任务没有完成或被简单地处理。 花过多时间讨论某一问题，没有在整体框架和具体细节间达到平衡。 讨论速度慢。 小组讨论通常在 10~15 分钟后才开始。 在开始讨论时，没有对完成任务做好时间安排。
6. 缺乏学习引导	觉得很难讨论新的难的概念。 在讨论中发现知识欠缺，但成员们却走了捷径。 对讨论不感兴趣。 在小组讨论中投入不足，并不确定 PBL 课的益处。
7. 缺乏重点	花太多时间讨论非中心问题。 不能确认优先问题。 没有关注病例中的核心问题。 不明确各自的职责。
8. 缺少有效交流	缺乏倾听能力。 不能就讨论内容延续发言。 有时讨论会变得毫无意义。 有时交流中出现争执。
9. 理解缺乏深度	关注于现成的知识。 不能找到与病例相关的关键学习主题。 对知识理解模糊、不确定。 缺乏知识整合、发散思维和批判性思维。 不能运用开放式问题深入讨论。
10. 缺乏学习动力	小组内相互竞争而缺乏合作精神。 并不是每个人都为小组作贡献。 对 PBL 小组讨论不感兴趣，经常迟到，讨论进度缓慢或者常走捷径。 在合作学习中并不投入，也不具有创造性。 仅把 PBL 讨论当作例行任务。

成功小组的特点

成功的小组应具备以下特点：
- 第一次小组讨论课开始时就制定基本准则；
- 每个成员都明确自己的职责；
- 有信心和动力达到共同目标；
- 关注任务并能有效利用小组讨论时间；
- 教师能营造一种健康安全的课堂环境，并鼓励成员维护这种环境；
- 教师与小组成员相互信任；
- 教师做出表率；
- 有效地倾听和交流；
- 能进行积极反馈，以应对新的挑战；
- 成员们能解决冲突，并能处理随时出现的问题；
- 成员们能基于证据做决定；
- 杜绝偏袒或偏见。

小组讨论成功的关键

小组讨论如何形成上述特点呢？

虽然成功的 PBL 小组讨论要归因于几个因素，包括病例的真实性、病例的编排设计，PBL 教师的技能等，但 PBL 小组讨论成功的关键因素还应掌握在学生手中。他们应了解 PBL 的教学理念和理论依据，并发挥他们在小组讨论中的作用（见第一、二章）。

以下是有助于小组成员成功讨论 PBL 案例的十二种实用方法，它们将帮助克服出现在其他 PBL 小组或文献报告中的问题。

➡ 方法 1. 坚持基本准则

- 基本准则（或小组规范）是在小组刚成立时由全组成员制定并通过的行为规则，以保证讨论顺利进行；
- 应能反映小组的需求和原则；
- 教师应和组员探讨他们的角色和作用；
- 小组应执行所制定的准则。

下面是某个 PBL 小组制定的基本准则：
- 每个人都有权表达自己的观点；
- 是对问题进行辩论而不是争吵；
- 不应在某一问题上花过多时间；
- 应互相尊重，避免针对个人的评论；
- 每次指定一个记录员；
- 每堂讨论课都要有笔记；
- 应专注于病例的讨论，避免跑题。

某些准则是必须制定的，因为它们对于小组讨论非常重要，教师要注意强调以下几点：
- 必须上课出勤，不迟到；
- 上课时必须关闭手机；
- 讨论病例时必须使用黑板；
- 必须按拟定顺序进行讨论；
- 小组讨论不能走捷径或跳过某些步骤。

基本准则被忽视时的解决办法

这里有一些建议：
- 说明为什么遵守基本准则是重要的（提高小组自主性、防止小组不良运作、提高小组动力、保证每人参与）；
- 提供改进小组讨论的办法；
- 积极阐述你的观点，并清楚地陈述具体细节；
- 避免与不同意见者争吵；
- 若倡议不被接受也不要放弃。课下再与组员交流有关小组的组织、管理和准则问题；
- 课后与教师沟通；
- 相信正面的信息是具有感染力的；
- 选取一篇关于小组讨论时忽视基本准则的文献提供给教师，让小组成员讨论执行基本准则的益处。时机非常重要，当小组讨论因忽视基本准则而产生争论或问题时，大家更容易接受你的建议。

➡ 方法 2. 明确角色

- 当每个成员都明确自身角色时，才能更好地发挥小组的功能。
- 在每学期初的第一次小组讨论课上就应确定小组讨论中的各个角色。

PBL 小组讨论中有哪些角色？
- 记录员 1（板书）：倾听成员的发言，在黑板上记录并整理讨论内容，鼓励每个成员参与，了解如何更好地为小组服务。在两小时的小组讨论上，最好有三个记录员，每人记录约 40 分钟。
- 病例讨论者：每个成员都要对小组讨论做出贡献，包括提供新信息、加深对知识的理解、肯定其他成员提供的信息，关注讨论话题、避免负面争论等。
- 记录员 2（记课堂笔记）：总结黑板上所有的信息并整理为笔记。小组讨论后复印笔记，分发给每个组员。
- 查词者：在医学词典中查找疑难术语。
- 小组代表：每学期各小组分别提名一名成员参加学校教师会议，并负责处理小组的一些协调工作。

除了小组代表外，学生在每个小组讨论课上都应轮流交换角色。一个学生在同一个小组讨论中要承担不同的角色。

仅少数成员主导讨论时该怎么办？
这是一个常见的问题，导致讨论无法按小组准则执行，不能发挥每个成员的作用。
- 尽早处理是关键，但何时处理都不算晚；
- 不要等待其他组员提出不满；
- 如果你自己没有勇气做"领头羊"，不妨和教师私下提出你的意见，请教师在下次小组讨论课上和大家一起讨论这个问题，再明确一下每个成员的职责，这个举动将有助于别的成员说出自己的意见；
- 小组应该讨论角色分配，并想办法鼓励组员积极参与。有时，某些组员不愿承担所分配的角色，教师应和这些组员沟通和交流。

方法 3. 增进小组活力

- 问自己：我会给小组带来什么好处？
- 运用个性和文化差异增进小组活力。
- 肯定团队合作的价值，认同定期评价讨论进程的必要性。
- 第二次小组讨论课的最后 10 分钟（在完成一个案例讨论时）是反馈小组成员表现的最佳时机，可利用这个时间确立小组的特定目标，并计划如何达到这一目标，每次只关注一个目标。

回顾小组表现时该提什么问题？
- 本周我们小组有哪些收获？
- 我们的合作学习有效吗？
- 我们在哪方面很成功？
- 在哪些方面还需要改进？
- 下周我们小组的目标是什么？
- 我们可采取什么办法实现这些目标？

成功与不良合作小组间的主要区别	
成功合作小组	不良合作小组
坚持基本准则	基本准则没有发挥作用
成员关注小组共同目标	成员没有共同目标
关心小组成绩	关注个人得失
在相互支持的环境下学习	教师为中心或少数学生主导讨论
定期讨论改进措施	满足自我表现
做好小组讨论进程的监控	缺乏及时的反馈

➔ 方法 4. 提出问题以激发讨论

- 运用开放式问题来促进讨论，并使小组关注学习主题；
- 在小组讨论中提出激发讨论的问题有利于加深理解并促进学习；
- 避免问一些关注于细节的简单问题。

有助于小组病例讨论的开放式问题举例：

- 通常我们并不感到气短。哪些结构和机能有助于产生正常呼吸呢？
- 这些结构分别出现什么问题会导致气短？
- 胸部哪些结构的病变会引起胸痛？
- 这些结构的每个部分出现什么问题会导致胸痛？

提问的目的是什么？

好的开放式问题可帮助学习者：

- 积极地参与讨论；
- 思考、反思信息并建立联系，做出优先选择；
- 讨论不同意见；
- 强调重要概念并加深理解；
- 从不同的方面探讨概念；
- 专注于学习任务，并使讨论目标明确。

➔ 方法 5. 成为有目的的学习者

- 强大的学习动力使学习进程有目标，有助于个人进步和知识的深度理解；
- 如果明确了需要深入学习的问题时，自主学习能力会得到提高；
- 调整学习方式，以适应新的学习环境。

一个有目的学习者会：

- 渴望不断获取知识；
- 关注自己的学习目标；
- 擅长批判性思维；
- 有较强内在动力；
- 敢于寻求帮助；
- 能够监控自己的进步；
- 有系统的学习计划；
- 能够整合所学信息；
- 具备推理能力；
- 制订学习计划；
- 精益求精；
- 期待别人的反馈；
- 了解自己的优势和不足。

哪些办法能使你成为有效的学习者?
- 关注学习的目标和成果;
- 鼓励并推动与你一起学习的成员,而不仅仅是激励自己;
- 养成积极思考的习惯;
- 成为一个有目标的学习者;
- 喜欢所学内容。

➡ 方法 6. 反馈造就成功者

- 学习如何从教师反馈中最大获益;
- 和指导教师一起探讨如何利用反馈提高你对小组的贡献并改进自己的学习。

良好反馈的特点是:
- 清晰;
- 及时;
- 描述性,而非评判性;
- 具体而非笼统;
- 针对个人的行为;
- 既有正面也有负面;
- 在信任和合作的环境下交流;
- 协商性而非强制性。

如何从教师的反馈中最大获益?
- 只关注在反馈中提到的意见,不要认为这些意见是针对个人的;
- 对提出的建议感兴趣,并与教师一起讨论如何改进;
- 与教师协商如何提高你对小组的贡献;
- 每次解决一个问题,两周后再与教师讨论你的进步;
- 思考一些可以让你保持动力并不断提高的方式;
- 坚持监督自己,关注自己的学习目标;
- 以日记的方式记录每天的进步;
- 一旦提高了某项技能,再转向其他需要提高的技能;
- 为自己的成功高兴。

➡ 方法 7. 监控你的进步

- 成功的一个关键因素是自我评价和动机;
- 当你取得进步时,仍要坚持关注学习目标;
- 用日记监控你的进步。

在日记中需要记录哪些问题？
- 我的优势是什么？
- 哪些是我需要提高的技能？
- 哪些技能还需要改进？
- 我如何改善我的这些技能？
- 我需要得到教师的帮助吗？
- 我需要什么帮助？
- 我如何向其他小组成员学习？
- 我优先考虑提高哪项技能？

➡ 方法 8. 努力成为成功的团队

- 有效的互动能激发有效的行为；
- 关注学习主题而不是个人利益；
- 小组的成功是每个成员共同付出的结果；
- 积极对待小组内每个成员。

成功团队的特征是：
- 能找到优先关注的问题；
- 必要时能放弃个人的计划；
- 欣赏成员的不断进步；
- 能有效交流；
- 鼓励团队精神；
- 确立了小组共同目标；
- 对团队有责任感。

如何帮助建设团队？
- 成为鼓励者；
- 接受小组的每个成员，并对每个人的想法感兴趣；
- 乐于与别人合作；
- 观点应是正面的，建设性的；
- 与别的成员建立有效联系；
- 关注小组成绩而非个人得失；
- 与他人分享你的资源；
- 成为能为成员服务的领导者并喜欢与小组合作；
- 乐于接受批评；
- 思考提高小组效率的方式；
- 坚持行使在小组中的职责。

➜ 方法 9. 成为批判性思维者

- 讨论问题而非争吵；
- 做决定之前权衡有利及有悖于假设的证据。

批判性思维者的特点：
- 充分思考。比如：善于提问题并从新问题的不同方面进行探索；
- 仔细分析复杂问题；
- 深思熟虑后再做出选择；
- 寻找每个假设的支持证据；
- 分析数据、综合信息、建立联系，并找到需要进一步研究的领域；
- 讨论问题有条理，能够表明逻辑关系或流程；
- 评价观点的准确性；
- 有理解问题的热情，并总是努力解决问题；
- 探索学习问题的不同方面，比如，问题的理论依据、伦理和道德因素、有关背景和影响因素等。

如何做到讨论问题而并非争吵？

讨论问题时应尽量避免个人偏见。当我们把个人偏见带入讨论时，就会出现争吵，并会忽视别人的观点。
- 经常思考有助于小组进步的方法；
- 先问自己是否你的观点对目前的讨论有意义；
- 只集中于问题本身的讨论，讨论要客观；
- 避免人身攻击；
- 清楚地阐述观点；
- 给小组成员时间，进一步思考你的意见；
- 能灵活接受其他成员的观点；
- 牢记主要目的是帮助小组讨论而非达到个人目标。

➜ 方法 10. 理解教师的角色

- PBL 教学方式是以学生为中心的；
- 指导教师不是信息的提供者；
- 教师会引导学习，必要时会引导讨论；
- 在一对一的交谈中，教师会对学生在小组讨论中的表现提供反馈；
- 完成每个问题的讨论后，教师会给小组提供机会，来讨论提高小组效率的方法。

在 PBL 课程中了解教师的角色对你意味着什么？
- 我需要在学习方法上更加积极；
- 我有责任与组员有效地合作；

- 我要相信以学生为中心的教学方式对学习是有益的；
- 我应参与小组讨论并理解我在小组讨论中的作用。

PBL 与传统教学中教师角色的区别	
PBL 教学	传统教学
引导者	信息提供者
培养合作式学习	培养以学为主
鼓励批判性思维	培养对现成知识的获取
没必要是某个学科领域的专家	学科专家
关注学生的需求和小组讨论	关注于教师授课的内容
监控小组讨论	主导整个课程
不时会提出开放式问题	提出并回答所有问题
仔细倾听小组交流	讲授会贯穿于整个课程
会促进学习进程，并对推理过程的每个步骤都给予示范	强调信息的记忆
是指导者、督促者和反馈提供者	只是知识传授者

➡ 方法 11. 培养积极的态度

- 养成良好习惯；
- 选择学习的榜样；
- 在挑战中看到成功的机遇；
- 关注解决方法；
- 愿意提供并分享资源；
- 持之以恒；
- 寻找缓解压力的方法；
- 不要自以为是；
- 采取行动改变自己的态度。

如何成为有效团队的一员？
- 与组员一起分享资源；
- 分享你收集到的信息；
- 思考小组的进步和你的表现；
- 与小组成员一起讨论提高小组效率的最佳方式。

➡ 方法 12. 成为合作型学习者

合作是实现和改进小组讨论的关键因素。培养合作型组员需要以下条件：
- 创造相互信任的氛围；
- 必要时请求别人帮助；
- 注意倾听他人意见；

- 定期和他人沟通；
- 分享信息和资源；
- 提供描述性而非评判性评论；
- 不断提问澄清事实；
- "我们"两字不离口。

> **为什么合作学习是有益的？**
> - 可以使学习者分享观点和经验；
> - 可以使学习者评价所学知识并发展新技能；
> - 可以促进学生不断取得进步；
> - 研究表明，与阅读书籍和听讲座相比，合作学习获得的信息会更好地保留在长期记忆中。

PBL 的七项准则

从参加 PBL 学习的一年级学生中常听到的问题有：
- 我需要改变学习方式吗？
- 我如何形成这种新的学习方式？
- 我该如何做才能改进我的学习？
- 我更愿意保持原有的学习方式。尽管用了很长时间，但学习效果并不理想。怎么能确定我用的方法是有效的？
- 我需要记住课本中的全部知识吗？

我相信你也有类似的问题。这里所列的七项原则可为你提供简要答案。详细答案请见第四章至第九章。

准则 1：没有最理想的学习方式，但需要改变你的学习方式以适应 PBL 课程学习；

准则 2：把自己的学习方式定位在深入思考，而非记忆信息；

准则 3：通过掌握如下技能来达到深入学习：
- 整合从多种资源中学到的知识；
- 领会新概念的不同方面；
- 把所学知识应用到真实环境；
- 寻找支持性证据，并衡量证据；
- 把新信息与已掌握的知识联系起来；
- 找到所学知识的不足并寻找更多新的信息以完善知识结构；
- 运用教学工具，如表格、流程图或插图去提炼新信息；
- 用自己的学习方式，向他人清晰全面地陈述所学知识。

准则 4：做有批判性思维的学习者。学习是一个积极的过程，需要满怀动力去寻找新信息回答问题；

准则 5：永远不要满足于所学到的知识，不要总在岸边游泳，要到深海去游；

准则 6：对学习负起责任——整个学习过程中你占主导地位，你要有主人翁责任感。对学习有无责任感的学生行为表现差异详见表3.2；

准则7：监控学习进程。寻找能提高学习技能的方式，并培养应用所学知识的能力。

表3.2　学生有无学习责任感的行为表现差异

对学习有责任感的学生	对学习无责任感的学生
总是监控自己的学习	感觉无助，并不监控自己的学习
为自己的行动负责	任务完成不好时推卸责任
坚持一种适合他们自己的学习方式	没有固定或适合自己的学习方式
总是监控自己的进步并不断寻找提高自身的新办法	不能获得新技能
面对挑战时关注解决方法	当面对挑战时责怪环境、教师和学校
自愿学习并喜欢学习	感到学习是个任务
不断鼓励激发自己	不能提高技能，虽然花很长时间阅读，但学到的东西并不多
从错误中学习	试图掩盖并忽略错误
知道应该学什么和如何学习	不太确定需要学什么，如何学
能通过下述方法良好地表达学习需求： 　提问 　参加班级讨论 　为满足需求学习 　与他人分享信息	不会很好地表达学习需求： 　不愿提问 　避免参加讨论 　按部就班地学习 　只喜欢听

循证学习

在小组讨论中学生对学习互动类型的看法

这是荷兰马斯特里希特大学（Maastricht University）最近的一项研究。研究者用问卷形式调查了学生对于三种互动类型的出现频率及其需求程度的看法。互动类型包括：①探索性提问；②逐步推理；③应对知识冲突。研究者利用问卷调查，评估不同互动类型的出现频率和需求程度差异，以进一步改善PBL小组讨论中的互动进程。这个研究以二年级医学生作为研究对象（N=240，应答率73%）。问卷是由代表三种互动方式（因素）的11个问题组成。要求学生在Likert 5分量表上为每一问题的两个方面打分——即出现频率和需求度。结果显示互动类型的出现频率和需求度的平均分分别为3.4～3.7，3.6～4.3（分值为1～5分），有两种互动类型的出现频率和需求度有显著性差异。结论认为出现频率的分值较合理，三种互动类型中探索性提问和逐步推理两种类型间的需求度分值要显著高于出现频率分值。这一研究结果表明学生们认为小组讨论的互动过程能够得到改善。

本研究所用问卷为发现小组讨论互动中的不足提供了有用的信息。

经出版者同意改自：Visschers-Pleijers AJ, -Dolmans DH, Ineke HA 等. Adv Health Sci Educ Theory Prac 2005；10（1）：23-25.

更多信息，请见：http://www.springerlink.com/content/1573-1677/

小　结

在PBL过程中，学生以小组为单位，以合作的方式解决真实的问题，从而获得知识，学会有条理地思考，并掌握沟通技巧。PBL讨论课的成功，需要学生调整学习方式以适应该课程的需求。他们需要理解PBL的目标、理论依据、PBL小组讨论中会遇到的问题，成功的讨论小组的特征以及有效开展小组讨论的方法等。运用本章描述的促进小组开展有效讨论的方法，就会明确学生在PBL小组讨论中的角色，并懂得如何从不同的角色中取得最大收益。

拓展阅读资料

（略）

第二部分

问题导向学习（PBL）学习技巧

第四章

自主学习

> 现在每年发表的医学文章有六百万篇,如果医生们每天读两篇医学文章的话,一年后,他们阅读的文献内容将落后82个世纪。
> ——William F. Miser

导 言

随着PBL引入医学及卫生相关的课程,自主学习(或自控学习)就成为学习过程中必不可少的内容。教育家们对自主学习有不同的定义。以下是对其基本概念的明确定义和目标概述:

- 学习者有自主性,能够表达自己的学习需求。学习目的明确,并能将其分解成几个阶段目标。学习者能确定所需的学习资源。同时,他们还能创建新知识并评估自己学习的质量;
- 学习者能基本控制学习过程;
- 学习者会形成独立学习的特点,能够运用这种新的学习方法促进个人发展;
- 自主学习着眼于培养终身学习的能力,不仅限于成人教育。

自主学习为新信息的获取提供了合作讨论的机会,使学习者通过解决问题来构建新信息。它不仅有助于新信息的获取,也有助于养成学习习惯,发展学习能力和技能,改进学习态度。

并非所有学习者在最初参加PBL课程时,都能立刻适应这种学习方式。这需要一个逐渐适应的过程。作为学习者,应该:

- 意识到有必要改变学习方式以适应PBL课程需求;
- 制订计划以适应新的学习目标;
- 实践自主学习并与同伴分享经验;
- 不断评估自己的自主学习方法。

本章的目的并非提供有关自主学习的理论或研究成果,目的是鼓励你:

- 理解PBL课程中自主学习的意义;
- 理解影响自主学习的不同因素;
- 学会如何改进你的自主学习技能,运用12种方法来实践和发展这些技能。

比较：传统学习和自主学习

传统学习以讲解为特征。由教师把信息呈现给学生。授课以大班的形式进行，教师是信息的主要提供者，学生课后可以提问。然而，这种方式不能鼓励学生对所学内容进行思考，提出假设，考虑可能的影响因素或产生问题的原因，寻找信息，权衡证据，形成计划，做出结论和应对不确定性。

在自主学习中，学生可以掌控自己的学习进程：确立自己的学习需求，寻找资源，搜索新信息，构建新知识来解答学习主题。自主学习也能发展一系列广泛的能力，而不仅仅只是有助于获取知识或找到答案。PBL课程为学习者提供了发展自主学习能力的良好机会。表4.1总结了PBL环境下传统学习和自主学习的主要差异。

PBL是如何提高自主学习能力的？
- PBL是以学生为中心的学习方式；
- 学生通过病例进行学习和讨论问题，目的是提高认知技能并加深知识理解；
- 讨论的病例缺少现成的参考资料；
- 教师是引导者，而不是信息提供者；
- 需要学生自己确定学习需求。

PBL课程的自主学习对学生的要求：
- 围绕学习主题进行研究；
- 充分运用不同学科的资源；
- 从不同的资源中创建信息，而不是拷贝或归纳课本内容；
- 针对问题寻找答案，而不是背诵章节或课堂的内容；
- 整合不同学科知识并把它们彼此联系起来，例如：1) 发现结构与功能间的关系；2) 理解生理学知识如何帮助理解药物作用机制、疾病发病机制以及导致疾病的影响因素；3) 了解基础科学和临床医学间的相互联系；
- 运用所学知识解释病人的实验室检查结果，解释病人出现症状和体征的科学依据，提供并权衡有利或有悖于假设的证据，构建路径（如流程图）以总结病人的疾病和发病机制；
- 在小组讨论中愿意分享资源并为合作学习做出贡献；
- 对小组讨论课中提出的问题进行辩论；
- 运用收集的信息；
- 在小组讨论中表现出积极学习者的能力，即阐明问题、有效提问、对其他成员的讨论作出补充。

表 4.1 PBL 和传统学习的主要差异

PBL 学习	传统学习
学生在小组中学习	学生在大班学习
学生为中心的方式	教师为中心的方式
注重学习，培养技能和能力	注重知识

表 4.1　PBL 和传统学习的主要差异（续）

PBL 学习	传统学习
学生在 2 小时的课堂中都关注于讨论	学生经常在 10～15 分钟后注意力分散
学生间持续热烈的互动	缺乏学生间的互动
相互合作学习	教学是（教师的）独角戏
学生从错误和误解中学习	没有机会让学生从错误和误解中学习
课堂由学生支配	课堂由教师支配
注重认知技能培养，如： 　知识整合 　提出假设 　寻找信息 　权衡证据 　解释结果	学习注重： 　信息灌输 　学科知识
教师是讨论的引导者	教师的作用是传递思想和知识
关注点是知识的应用	关注点是理论
学习者会长期记忆所学信息	学习者对所学信息的记忆不牢固
学生们能看到所学问题的相互联系	学生们不能理解问题间的联系
学习者利用大量资源	最主要的资源是指定的教材

开展自主学习的原因

本章开头引用 Meiser 的话明确描述了在过去 10～15 年中，研究论文迅速增长带来的影响。在 PBL 课中，随着授课课时的减少，学生还没来得及学习与病例内容相关的医学知识就需要进行讨论，为适应这一情况，自主学习就显得非常必要。如果你要应对这种知识的迅猛发展，就需要在本科阶段培养自主学习技能。

提高自主学习技能的方法

在 PBL 课上，我所教过的学生常会问我这样的问题："我们能用哪些方法提高自主学习技能？"，"有哪些小诀窍可以提高我们的技能？"，"我们不太确定我们的学习方向是否正确，有什么方法能让我们知道吗？""如何改变我们的学习方式？"，"我们如何通过自主学习达到目的？"。

通过大量阅读和研究，我提出了 12 个有助于形成自主学习模式的方法，以帮助学生调整学习方式，适应 PBL 的学习目标。阅读这些方法并运用反思日志记录实践过程。当开始接触 PBL 课程时就使用这些方法，将有助于形成自主学习的能力，并不断取得进步。

➡ 方法 1. 改变学习方式

为什么需要改变学习方式？

- 在 PBL 课程中减少了大课的课时数；
- 这些大课侧重于重要原理，极少涉及细节。课堂介绍重要概念，提出一些需要学习的问题；
- PBL 的全过程都是以学生为中心，教师的角色是引导讨论；
- 因为是基于 PBL 病例的学习，所以需要搜索新知识来解答第一次小组讨论课后确定的学习主题；
- PBL 课程设计就是让学生有机会寻找信息并进行应用；
- 在这样的课程中，需要自己拓展多种技能。

如何开始转变？
- 思考你所接受的传统课程与 PBL 课程的主要差别；
- 考虑为什么 PBL 的学习需要你转变学习方式；
- 探索你在 PBL 课程中所需的学习技能和能力；
- 记录下你所具备的能力和技能，并思考你如何运用这些技能形成新的学习方式；
- 优先考虑学习方式转变这个问题，在 PBL 课程开始前就着手解决此问题；
- 明确你的学习需求；
- 牢记你有责任使你的学习变得有意义；
- 以主人翁的态度对待你计划做的事情，并要对做出的转变保持积极态度；
- 运用反思日志记录自己的转变及其转变依据。

➡ 方法 2. 明确学习需求

- 学习需求（learning needs）是指在技能和能力方面，预期达到的水平与当前水平的差距；
- 可以从个人反馈、过去的经验和日常学习中明确这些需求；
- 对自己的需求越清楚，就越会意识到这种差距以及需求中的细节；
- 这些需求可包括知识、态度、技能、能力等方面的不足。

需要通过哪些问题来确定自己的学习需求？
- 在这个领域中我知道什么？
- 我需要获得什么？
- 我需要获得什么样的技能和能力？
- 还有什么阻碍了我在这个领域中取得成绩？
- 新的需求和我的总需求间有怎样的联系？
- 我清楚我的需求吗？我如何来积累知识和经验弥补这个差距？

➡ 方法 3. 建立有效的学习模式

- 先初步确立一个期望掌握的有效学习模式；

- 有效模式应包含以下几种技能：①有效利用 MEDLINE 搜索引擎；②识别与病例相关的关键问题；③运用教材、期刊论文和多媒体资源来构建新知识；④运用新知识来解答讨论中提出的问题；
- 有效模式还应包括这些能力：在 PBL 课上做记录，良好沟通和协作能力，评估自己的学习，以及检测自己成绩进步的能力；
- 当确定了你所知道和不知道的内容时，就可以制定一个计划，指导自己在今后的几个月里使用这种模式来努力实现自己的目标。

学习模式应包含如下内容：
- 明确学习需求的范围；
- 将学习需求变成学习目标；
- 明确达到每个目标所需要的知识、技能和能力；
- 确定学习资源；
- 设计运用这些资源的方式，收集新信息；
- 构建新信息、创建机制、设计表格、概念图和图表；
- 准备好参加小组讨论，复习所学知识，思考讨论中可能产生的问题以及如何回答；
- 重新审核已有资源，确定所需新的资源以回答新问题；
- 思考新知识与已掌握的知识间的相互联系，以及怎样联系；
- 评价所学的知识技能和总体的学习计划。思考如何进一步完善学习模式。

PBL：一种自主学习的模式
- 问题 1：你的目的是什么？为什么学习？你的目标是什么？
- 问题 2：在第一次小组讨论中学到了什么？病例中提到的主要原则是什么？为什么学习这个病例？教师为什么建议学习这个病例？
- 问题 3：如果要你总结这些主要学习原则，你会怎样总结？这个病例的总的学习内容是什么？
- 问题 4：小组提出的学习主题是什么？
- 问题 5：你的学习目标是什么？对于每个学习主题你还想到什么问题？你还有一些与学习主题相关的其他问题吗？解释一下你确实需要知道的是什么知识？
- 问题 6：你所运用的主要资源有哪些？你先从哪个资源开始研究？
- 问题 7：哪个关键信息最重要？
- 问题 8：这个信息回答了你的问题了吗？还缺少什么信息？你如何总结目前收集到的信息？
- 问题 9：你如何整理这些信息？最好是把这些信息整理成一个表格、还是流程图或图表？
- 问题 10：你如何把所学信息相互联系起来？
- 问题 11：你会运用什么类比方法来记忆这些信息？如何使用临床场景帮助你记忆这些信息？
- 问题 12：如何把新知识和你已有知识联系起来？
- 问题 13：你对所学内容的评价是什么？如何在下一周改进你的学习？在你的学习方法上还有哪些需要改进？

→ 方法 4. 明确学习目标

- 学习目标应是想学什么，而不是要做什么；
- 学习目标应将学习需求归结为能力、技能、态度或价值观；
- 思考要达到的首要目标和为达到目标而采用的策略；
- 确定完成每项任务和后续任务的预定期限；
- 目标要确实可行。要权衡学习需求、课程结构和实施计划所用的时间。

学习目标举例：

- *知识*（knowledge）：获取新信息，应用它解决新问题。把新信息（知识）和已有信息整合，从所查资源中构建新信息，验证提供的证据，辨别所收集的信息中存在的不足；
- *理解*（understanding）：解释化验结果，提供依据，了解引起临床表现的基础科学知识；
- *技能*（skills）：提出有效的开放式问题，在询问病史时营造良好的环境，提高临床交流技能，临床检查技能和操作技能；
- *态度*（attitude）：在真实环境中实践，角色扮演和情境模拟；
- *价值观*（values）：涉及应对极端、突发病例时的伦理道德，以及指导决策和实践的价值观。

学习目标的意义：

- 明确学习内容，如知识、技能、态度和价值观；
- 探索、反思、建立信息关联和做出优先选择；
- 讨论需要做什么；
- 突出重要概念并加深理解；
- 关注所学的内容。

恰当的学习目标的特点：

- 全面；
- 最新；
- 清楚精确；
- 真实；
- 基于证据；
- 有用；
- 能够对提出的问题提供解答；
- 有深度，覆盖面广；
- 有逻辑性；
- 应用性强，学习者可学会解决类似问题；
- 整合不同学科的知识；
- 能够以流程图、表格和其他形式呈现出来；
- 能够对观察到的变化提供解释。

方法 5. 确定有用的学习资源

好的学习资源应是：
- 适合于本科生；
- 全新的、真实的、以证据为基础的；
- 可以促进学习进程；
- 组织结构好、容易读懂、具有互动性、综合性并具有吸引力；
- 可以和课程理念相匹配。

除此之外还应：
- 涉及理论及实际应用；
- 运用表格、流程图、图像和概念图来解释复杂问题；
- 以篇或章节来描述，结尾时有列表样总结、并附有应用及复习问题，或实例分析题；
- 允许学生反思所学的主要概念并能评估他们的学习技能。

学习者如何有效地利用这些学习资源？
- 查看每个学习资源的目录和组织结构；
- 练习使用每种资源并从中最大获益；
- 搜索信息时，先查找关于学习主题概况的资源，然后再查看可提供细节知识的资源；
- 学会有效利用资源里提供的表格、流程图和图表；
- 学会整合从 2~3 个资源中获得的信息，例如：问题的答案来自不同资源，不同资源会提供不同的依据。

方法 6. 评价学习成就

- 学会如何评估学习上的进步；
- 查看评估学习成就的指标。

学习取得进步的证据有：
- 参与小组讨论的程度；
- 课堂表现以及对小组构建信息的贡献；
- 学习了新的技能，并在某些能力上有所提高；
- 对自主性学习有积极态度，并能有效控制时间；
- 自信心和应对挑战的能力增强；
- 学习档案记录；
- 来自于指导教师、督导员和同伴的反馈；
- 形成性评估（formative assessment）的成绩；
- 终结性评估（summative assessment）的成绩（见附录词汇表）。

为什么学习者需要评价自己取得的成绩?
- 知道自己已完成了一项任务,并已达到了目标;
- 确认已学到的知识;
- 找到学习进程中的欠缺;
- 提高成绩;
- 欣赏成功的喜悦。

➡ 方法 7. 永不满足

- 充满好奇心。常问这五个问题:什么?何地?何时?为什么?如何?
- 深入钻研,思考以下问题:
    如果……?
    如果……会发生什么?
    哪些是影响因素?
    这意味着什么?
    临床上这个信息的作用是什么?
    这提醒我什么?
    这里缺乏什么知识?
- 在学习和病例讨论中按顺序思考这些问题。
- 对学习和构建知识充满热情。

PBL 课程中什么是自主学习的动力?
以下因素可以促进自主学习:
- 课程的性质和结构(如,学生在没有相关知识的情况下进行讨论学习);
- 教师引导小组讨论,并不提供信息;
- 设计的问题能激发学生兴趣,让他们提出问题并展开讨论;
- 引导性提问有利于学生建构良好的认知模式;
- 和谐的小组环境鼓励每个学生表达自己观点;
- 小组成员承担学习任务并愿意探索知识的不足;
- 学生承担全部学习的责任;
- 学生愿意成为独立学习者;
- 学生看到他们收集新信息的努力没有白费,他们的贡献对小组讨论是有用的;
- 学生愿意评估他们的优势与劣势;
- 学生愿意完善他们的自主学习方式;
- 学生对学习保持热情。

➡ 方法 8. 对学习负责

当学生对自己的学习负责时会:

- 进行有深度的学习；
- 喜爱学习；
- 熟知一系列学习策略；
- 监督自己进步。

"对自己的学习负责"意味着什么？
- 负责制定自己的学习计划；
- 思考实现这些学习计划的办法；
- 关注学习需求和学习目的；
- 对学习需求有明确认识；
- 能够达到目标并评估取得的成绩；
- 能够找出学习的主要问题；
- 能够找到可利用的资源；
- 能够分析获得的信息，并指导个人进步；
- 能够思考提高自主学习的方式。

➔ 方法 9. 把学习变成愉快的经历

把自主学习变为一种愉快的经历应是你最主要的目标。许多刚开始学习 PBL 课程的学生感到新的学习方法是一种负担并质疑它的价值，要求课程协调员建议教师重新运用授课方式教学，给他们提供学习主题，或告知他们应学的内容；但有的学生却觉得自主学习是个很好的经历并喜欢这样的学习。这两组学生的差异并不是由于缺乏有关自主学习技能的知识，很有可能是由他们观念不同造成的。有足够的证据表明，当我们回顾对所做工作最喜欢的部分时，会发现我们的最高价值也融入于此。这将会点燃我们的激情并激励我们继续向前。你不妨尝试一下，在你的反思日志中，写下这些陈述并决定哪些是你最喜欢的。

我最喜欢的学习资源是⋯

当我能整合信息，看到学科间的联系并意识到⋯⋯，我感觉我最棒；

最佳的学习时间是⋯⋯

我今年可通过⋯⋯取得最佳学习效果；

今年我最喜欢的学习方式是⋯⋯

我最喜欢的学习经历是⋯⋯

我最喜欢的多媒体是⋯⋯

我最愿意在⋯⋯小组里学习；

当我为小组讨论做出有益贡献并⋯⋯时，我觉得我很棒；

我的长期学习目标是⋯⋯

这周的 PBL 课我最喜欢的是⋯⋯

学习中我最伟大的发现是⋯⋯

自主学习者积极的经历有哪些？
- 感到具有控制权；
- 可决定所要学习的内容；
- 对学习成就很有热情；
- 能够提高策略，确立学习目标；
- 在不断验证假设的驱动下进行学习；
- 不同观点相互辩论；
- 不只使用某一特定的学习资源；
- 愿意研究新概念的不同方面；
- 能够把学到的信息用到其他的情境；
- 能够用不同资源构建信息；
- 能够记起数月前搜索的信息；
- 能够应对不确定性并为自己的观点提供证据；
- 能够在毕业后仍记得这些经历。

➔ 方法 10. 回顾取得的成绩

回顾取得成绩的意义：
- 评估你的学习成效；
- 衡量你的长期发展；
- 改善你的自身不足；
- 促进自我强化和自我动力。

评价你的自主学习

运用下面的打分原则给所列技能、能力打分。你要保证你对评分作了最好的估计，并能够运用如下技能：
- 制定问诊计划和提出有效问题的能力；
- 考虑相关及干扰因素的能力；
- 明确学习需求、学习目标，并制订学习计划的能力；
- 选择恰当资源的能力；
- 运用资源、收集数据、分析结果和评估其重要性的能力；
- 从多个资源中构建信息的能力；
- 达到学习目标的能力；
- 评价学习过程，找到不足的能力；
- 保持持续进步和个人发展以实现最终目标的能力。

1＝你认为你不具备此项能力
2＝你认为你的此项能力较弱
3＝你不太确定
4＝你的此项能力中等
5＝你在此项已具备了一定能力和经验，可在此项表现得很有能力和效率。

修改自：Knowles MS. Self-directed learning. New York: Association Press, 1975.

→ 方法 11. 成为目标导向的学习者

目标导向的学习者应是：
- 积极的学习者；
- 通过学习达到特定目标；
- 拥有较强的主动性；
- 关注取得的成绩；
- 制订计划以达到学习目标；
- 能深刻理解和处理信息。

如何成为目标导向的学习者？
- 有明确的学习目标，并有能力完成每个阶段的学习目标；
- 把目标转化为学习计划；
- 检查是否用了适当的时间达到每个目标；
- 经常评估学习表现；
- 确定每日、每周学习目标有助于长期目标的实现。

→ 方法 12. 相信自己潜力无限

- 相信自己的能力和技能；
- 用积极的思想使自己充满活力；
- 集中精力完成计划；
- 思考最终成果。

自我管理

以下行动可增强自我管理能力：
- 确立目标；
- 预定计划；
- 运用元认知和认知策略；
- 运用管理策略；
- 有效利用学习资源；
- 给自己学习动力；
- 培养组织能力；
- 掌握时间管理技能；
- 有效运用学习模式；
- 经常评估你的表现；
- 养成自我巩固、强化的习惯；
- 监控自己进步和发展。

循证学习

实现平稳过渡：教学方法如何影响医学生达到自主学习的目标

许多医学院校都把本科生的自我评价和自主学习能力作为医学教育目标的一部分。学生将在毕业时获得这种能力，并贯穿于他们的职业生涯。这项研究探索了医学生自主学习的运用和他们的动力、自主性和自控力之间的关系，并研究了这些因素如何影响他们的学习经历。研究对象来自于两个不同教学环境的医学院，一个学校使用 PBL 教学方式，一个用传统教学方式。PBL 的学生描述了他们向医学院教学方式的艰难过渡，但一旦适应了 PBL 课程给予他们的自主性和自控力，他们就欣然接受了这种独立性和责任。他们发现自己有学习动力，这种动力也使得从课堂到见习的过渡显得平稳。传统教学的学生往往在从课堂到见习的过渡中感觉非常艰难。在医学院的前两年，他们依赖教师的指导和控制来学习，学习动力就是取得最高分。在见习阶段，他们发现临床教师希望他们更加独立自主，他们会很费力地开始自己承担学习职责。自主学习可帮助学生实现医学院内的平稳过渡，使得一二年级的学习更好地满足三四年级的学习要求，这样可使学生在临床学习中获得更大收益，并为医学生的终身学习做好准备。

经出版者同意改自：White CB. Adv Health Sci Educ Theory Prac 2006 Jun 10；
更多信息，见：http://www.springerlink.com/content/1573-1677/

小　结

自主学习是进步和发展的重要策略，它不仅意味着围绕学习主题查找新的信息，或寻找学习问题的答案，还意味着要培养一种能力，能明确自己需要发展的知识和技能。运用本章列出的方法将帮助你发展自主学习策略。

拓展阅读资料

（略）

第五章

学习主题

> 教育的宗旨不是使学习者记住多少，甚至也不是使他懂得多少；而是培养他区别已知与未知的能力。
>
> ——Anatole France

导 言

问题导向学习（PBL）的案例为学生提供了发现知识不足之处的机会，这些欠缺往往能被学生发现，而不是教师。我们称这些欠缺为学习主题（*learning issues*）。学习主题是那些需要在课堂之外进一步研究的话题。对于学生成功构建正确的知识及应用自主学习的技能来说，能够找到学习主题至关重要。发现主题的过程是由学生自己掌握，这也是 PBL 的核心。以下是影响小组发现恰当学习主题的因素：

- 用于探索疑难概念的路径，如：提出好的开放式问题、使用医学词典和其他资源、从不同角度思考问题、评估假设时权衡证据；
- 记录员的组织能力和小组的活力；
- 有效利用讨论时间；
- 按步骤讨论案例，不走任何捷径或跳项；
- 每位成员在讨论中的贡献；
- 从以前的案例或大课中学到的知识；
- 解决冲突的办法；
- 讨论结束前用在修改学习主题上的时间；
- 指导教师的引导技巧；
- 案例撰写者的能力。编写结构合理、能反映预先设定的教学目标的病例。该因素被称之为问题效度（*problem effectiveness*）。

大多数的 PBL 案例是由一个专家组负责编写，并通过编写小组的审核，最后在案例讨论结束时采用学生问卷调查的方式进行评估。因此，编写合理案例的能力通常是整个学习过程中影响最小的因素。另外，所有 PBL 课程都采用专题讨论来培养教师以标准化的方式指导小组讨论，从而确保教师获得这种教学方式所需的技能。即便如此，教师的指导方式仍会千差万别。因此，小组在发现恰当的学习主题过程中扮演至关重要的角色。

学习主题的定义

PBL 案例的学习主题（learning issues）必须满足以下的条件：
- 学习主题是学生在 PBL 案例讨论中发现的知识空缺；
- 学习主题是在讨论中概括出的重要概念（主要在每个案例的第一次小组讨论课中提出）；
- 小组认为这些主题对他们的学习和讨论是必不可少的；
- 学习主题反映不同学科知识的整合。以下这个学习主题很好地反映了这一点："了解肌肉细胞的功能和结构特征之间的关系"。这一学习主题整合了肌肉生理学和组织结构的知识，旨在发现这一概念中存在的各种关系，有助于发现与这个案例有关的临床应用和病理生理学改变。

除此之外，学习主题应该具备的条件还有：
- 能够具体、清晰、完整地表达并强调具体目标；
- 建立在小组已有的知识基础上；
- 强调知识与临床实践相结合；
- 突出被学生误解、不完全理解或有异议的问题；
- 由记录员写在黑板上，下课前由小组整理完成；
- 不是关键词的罗列。

最容易犯的 10 个错误

学生们初次接触 PBL 时会发现小组讨论非常具有挑战性，原因是这个过程和他们已经习惯的方法不同。即使学生们在学校或在生活中掌握了大量的学习方法，可能也不足以使他们进行有效的小组讨论，并发现学习中的已知和未知的领域。因此，小组在学习和掌握 PBL 方法时会遇到很多容易犯的错误。以下是 10 个最易犯的错误。

错误 1. 肤浅的小组讨论

刚开始的小组讨论可能会很肤浅。学生还不能把握对学习主题及其深度的要求，因此会降低学习效果，影响学生确定学习目标的能力。导致小组学习失败的原因可能是：①没有提出高质量的开放式问题扩展讨论；②没有用图表解释与假设有关的结构；③没有寻找影响因素；④没有列出支持他们观点的现有证据。此时，教师应该帮助小组探讨有益的学习方法。

错误 2. 忽视基础学科

这是小组讨论课普遍存在的问题。在许多 PBL 案例中，病例描述了病人的 3~4 个症状，因此学生们会在已知常见病的基础上提出假设而忽视基础医学知识的讨论。例如，学生们会从病例中发现如下问题：①气短；②眩晕；③意识丧失。

他们对气短的假设可能包括哮喘和心脏问题；关于头晕可能会想到低血压、糖尿病、耳部疾病和药物副作用；关于意识丧失，他们会想到心脏问题、癫痫、晕厥和低血压。

学生们往往很难找到更多的假设。类似"还有没有其他原因呢？"这样的问题只会鼓励学生猜测，不会对他们有所帮助。如果小组讨论变成这样，学生在进入下一个阶段时就会错过讨论和案例有关的基础医学知识的机会，这种情况将会影响学生发现学习主题的能力，也会使他们错失搜索基础医学知识的机会。

解决这个问题的好方法是通过提出高质量、开放式问题来引导讨论。在这种情况下如果教师没这样做，你可以尝试问两个关键问题，第一个是："通常我们不会呼吸短促，那么维持正常呼吸的结构和功能是什么？"

在记录员的帮助下，小组可能开始列出下面的单子：
- 鼻
- 喉
- 气管、支气管
- 肺泡、肺组织
- 胸膜
- 肺动脉、主动脉、其他主动脉
- 心脏
- 正常血量
- 中枢神经系统、神经
- 脑干

教师可能会让小组详细描述这些结构，应用已掌握的资源可能会在"心脏"这一部分增加以下内容：两个心房、两个心室、两个心房和两个心室之间的心壁、瓣膜（动脉、二尖瓣、肺、三尖瓣）和心室的肌肉；记录员可以用不同颜色的笔记录信息。

在"正常血流量"这一栏他们可能会增加：红细胞、血红蛋白（因为血红蛋白携带氧气）

另一个关键问题是："有哪些问题影响到这些结构而导致呼吸短促呢？"学生们再次开始讨论这个问题并加入新的信息。他们可能提到以下的信息：
- 鼻→ 鼻塞，普通感冒
- 喉→ 肿瘤堵塞
- 气管，支气管→ 狭窄，收缩，气流进入减少（如哮喘）
- 肺泡，肺组织→肺泡减少，肺泡受损或被破坏，肺壁增厚（气体交换减少）
- 胸膜→胸膜腔有积液或气体
- 肺动脉，主动脉，还有其他主动脉→ 肺动脉血栓堵塞（影响肺充盈）
- 心脏→ 心室肌受损，瓣膜出现问题（二尖瓣，主动脉瓣，三尖瓣或肺动脉瓣），两个心室壁的问题
- 血流量→ 血流量减少，贫血（低血红蛋白，载氧量减少）
- 中枢神经系统，神经→ 焦虑，恐慌
- 脑干→ 脑干中影响呼吸中枢的问题（例如卒中，脑出血）

这种方法可以用来展开对其他两个症状（晕眩和意识丧失）的讨论。这样的讨论可以帮助学生：
- 理解在这个病例中基础医学的作用（主要是解剖学、生理学和病理生理学）；

- 就他们的假设逐个询问最主要的病史；
- 随着病例讨论的不断深入，完善他们的假设，从病史和查体中得到新信息；
- 找出与案例的学习目标相关的学习主题。

错误3. 在讨论课中没有使用学习资源

在学习中，每个病例都会带来新的科学术语。学生们需要了解新术语在病例中的含义。在PBL教室里可以利用的资源例如医学词典、解剖图、药理学参考书、教材和网上资料等可以帮助学生理解这些术语并展开讨论。学生可能遇到的新的医学术语包括血压、喷射性收缩期杂音、第四心音、心悸、脉搏和第三心音等。

使用医学词典可能会帮助展开进一步的讨论。以下PBL病例说明了这点：

> Tracy Ng是一位26岁的小学教师。她被救护车送到当地医院的急诊室；Tracy的左股骨、胫骨和腓骨在车祸中骨折。另外，她身体还有多处撕裂伤，失血超过2L。Tracy没有任何既往疾病。在检查时，她意识清醒，感觉很疼。她的生命征如下：血压80/60 mmHg（正常值100/60~130/80mmHg）；脉搏105/min，律齐（正常值60~100/min）；呼吸频率24/min（正常值12~16/min）；体温36.5℃（正常值36.6~37.2℃）。心血管和呼吸系统检查正常。

假设这个病例摘要是供缺乏心血管生理学方面知识的一年级医学生学习使用。如果小组使用一本标准的医学词典查找新术语，如血压，他们可能会找到这样的定义："血压指在全身动脉中血液的张力，受左心室的收缩、小动脉和毛细血管的阻力、动脉壁的弹性以及血流量和血液黏滞度的影响；和周围的大气压相关。"（定义来源于：Stedman医学词典，第26版，第1423页，Philadelphia：Williams&Wilkins；1995。）

在记录员的帮助下，小组可能列出以下影响血压的因素：①左心室的收缩力；②小动脉和毛细血管的阻力；③动脉壁的弹性；④血液黏滞度；⑤血流量。

然后他们可能会讨论哪些因素最可能导致患者低血压，接着可能会继续讨论其他的新术语，开始发现新信息和病例之间的关系。

错误4. 没有逐个分析症状

学生可能会把所有的症状一起讨论而不是逐个讨论假设中的每个问题。他们可能为之前提到的三个症状（①气短；②眩晕；③意识丧失）列出一个假设列表。这样做的原因可能是他们没能找到眩晕和意识丧失之间的明显差异，或者不清楚完成此项任务所需的时间，或者因为想寻找捷径，更关注病例的诊断而不是讨论病例的每个部分。

寻找捷径不利于小组讨论，反而会阻碍学生对假设的完善，影响找出导致病人患病的最可能原因。这种方法会培养学生肤浅的学习习惯，并会使他们觉得PBL案例编写得并不好，没有涉及基础医学的问题，没有挑战性。学生应该就每一个问题逐一讨论其假设。如果在2~3个问题上重复出现了同样的假设，将会有助于学生按重要性排列假设，找到导致病人发病的原因。

错误 5. 只注意不相关的或次要的问题

一些学生认为学习就是为了考试，从而记忆那些孤立的事实性知识，他们不能把已学的知识联系起来，发现不同概念间的关系，也不会应用从其他地方学到的知识。

有些学生可能把注意力集中在次要问题和细节问题上，在讨论中不能把握整体与细节的平衡。例如，学生们可能会花 20~30 分钟时间讨论 Na^+，K^+-ATP 转运蛋白，争论 Na^+ 是泵出还是泵入细胞，结果会对 Na^+ 和 K^+ 产生什么影响，是 2 个还是 3 个 Na^+ 被利用，或者其他相似的细节。这些细节对你的学习很有帮助，但在 PBL 讨论课上花 20 分钟时间讨论它们并没有用。在 PBL 讨论课课后，去看光盘资料或找一本生理学教材或教育网站就可以知道你需要了解的转运过程。PBL 的讨论应该集中在和这一领域相关的关键原理上，例如：①主动转运蛋白的位置和功能的主要生理学原理是什么？②在这些细胞中我们为什么需要一级和二级转运蛋白？③负责在细胞膜之间运送物质的是哪些不同的转运蛋白？

错误 6. 不能有效利用讨论时间

PBL 成功讨论的关键之一就是有效地利用课堂讨论时间。学生们需要培养这种技能并学会如何把足够的时间花在讨论病例各个不同的方面。指导教师会在最初两三次讨论中进行辅导，但最终会把责任交给学生。在开始每一项新任务时，都要提出这个问题，"我们需要用多长时间讨论这个问题？"指导教师可能会对所需的时间给出建议，小组中的一个学生可以担任计时员，提醒大家不要超时。

错误 7. 缺乏或没能有效利用记录员

某些小组在讨论病例时可能没有记录员，因此没有记录下讨论中提出的问题。这一错误导致的问题是：
- 不能了解已经讨论过的问题；
- 重复讨论过的内容；
- 难以对病史和查体中获得的新信息按重要性排序并选出优先假设；
- 不能有效利用讨论时间，小组讨论可能会失去焦点；少数组员主宰讨论；
- 组员对小组讨论的贡献会逐渐减少；一些组员可能会对讨论失去兴趣；
- 由于小组没有利用画图、构建流程图或表格来比较和总结提出的问题，学生对问题的理解会不足，很难展开深入的讨论。

因此，记录员对 PBL 小组讨论课非常重要。这一角色对小组讨论成功与否至关重要，应鼓励小组中的每位成员定期担当这一角色。

错误 8. 缺乏知识再评估和证据累积

一些小组常常会忽视讨论的主题。他们不能随着病例讨论的进展，用得到的知识不断阐明主题。例如：询问学生还想要了解病人什么病史时，他们会忘记已经讨论过的假设，提出和先前讨论不相关的问题。改善此问题的方法是，提新问题前逐条审核假设，依据能否验证或排除这些假设进行提问。

另一个例子是小组没能对提出的假设进行排序，也没有把它们分为"最可能的原因"和"最不可能的原因"两大类，这通常是因为他们忽视了病史和查体提供的关键信息。因此，要决定如何给假设排序，学生们需要重新审核病史和检查中提供的关键信息以及它们的重要性。

错误 9. 没有分配角色

一些小组讨论不认同制订基本准则，或不按小组的组织管理规定执行。准则中规定：①每位成员都应该参与讨论；②每位成员都应该轮流在小组中担任不同的角色。这些规则应该转化成行动计划，如小组成员可与指导教师商量用考勤表来公平分配角色。

错误 10. 缺乏从多个角度认识病例

在其他课程中已经学过类似病例的学生，通常会犯此类错误。例如某个 PBL 病例包括以下学习主题：大量汗液丢失，暴露在高温环境下，电解质紊乱以及机体平衡的生理机制。参加 PBL 讨论的学生，在进入医学校前可能在生物医学课上学过类似的知识。如果此时在医学校 PBL 课程中碰到这个病例，学生就会说："噢，这方面的知识我都懂。"换句话说，他认为已经掌握了足够多的知识，不需要再在医学课上学习这些内容了。于是可能认为："对我来说，这没什么新东西，我知道所有的学习主题，这真是太棒了。"因此，他甚至不再重新去了解这些知识。由这种学习态度带来的问题包括：

- 没有意识到仍然有新问题需要学习。可能在自然科学课上已经学过类似概念，但现在学习的侧重点不同；
- 没有意识到需要通过医学课程加深对这些概念的了解。医学 PBL 课程对学生的要求是：①如何把所学的知识应用到实际情况中；②如何利用支持观点的证据；③如何跨学科整合信息；④如何用基础医学的知识解释病人的临床表现；⑤应该做哪些检查；⑥确定处理方法的目的是什么，以及如何制订诊疗计划；⑦对病人的影响；
- 没能调整自己的学习方法来适应 PBL 课程的要求。

学习主题应避免的问题

确立学习主题（learning issues）没有统一的具体模式，每个小组都有自己独特的构建方法。但需要避免下列问题：

- 过于宽泛，不具体也不现实的学习主题，如"心血管系统的解剖学和生理学"；
- 学习主题与讨论的案例没有直接关系；
- 基于某个学科的片面的学习主题；
- 只关注理论而忽视临床应用；
- 罗列与病例有关的关键词或科学术语；
- 学习主题没有涉及认知技能和理解过程，如发现的证据、结构功能关系、发病机制；
- 学习主题不能揭示病例中隐含的主要学习理论；
- 只关注病例某个方面；
- 学习主题没有目标。

学习主题由小组构建，是小组讨论的结果。学会避免易犯的错误很关键，在病例讨论结束后小组应该评价自己的表现。以下的方法会帮助你和小组构建有用的学习主题，改善你的自主学习方法。

成功确立学习主题的方法

> 如果想要拥有新知识，就必须先要提出许许多多的问题。
> ——Susanne K. Langer

每所大学都预先制订课程的学习目标，但让学生了解学习目标的时间却迥然不同。例如，一些大学在每学期或学年开始的时候公布学习目标。对大多数以病例为基础的课程，学校通常会采用这种做法。有些大学在学生完成了 PBL 第一次小组讨论课，并找出学习主题后再告知学生学习目标；有的大学在每个病例、每单元、每学期结束时或总结性考试前 2～3 周公布学习目标；还有一些大学根本就不提供学习目标。有报道称大多数学生在病例讨论结束时，会把学校制订的学习目的作为清单，来确保他们学习了全部相关内容。如果发现有遗漏的内容，就会自己寻找资料学习或作为小组讨论的主题，在随后 1 周的讨论课上进行简要的讨论。

对于病例讨论前不清楚学习目的的学生来说，以下方法有助于成功发现学习主题。

➔ 方法 1. 与组员进行讨论达成共识

你的小组可能在病例讨论的早期，如在讨论病例或病史部分就试图明确学习主题。随着讨论的进展，你可能需要补充或修改学习主题。例如，病例描述病人上腹部疼痛，小组认为"消化性溃疡"是其中的一个学习主题。小组可能把这个学习主题表述为"我们了解消化性溃疡所引发的疼痛的发病机制吗？"在进一步的讨论中，小组发现患者有呼吸急促和高血压病史，还有心肌梗死的迹象。小组需要讨论这些变化，他们可能会去掉"我们了解消化性溃疡疼痛的发病机制吗？"这个学习主题，改成两个新的学习主题："我们了解心肌梗死发病机制和病理吗？"和"急性心肌梗死/缺血引起疼痛的发病机制是什么？"但可能所有的小组成员都不赞同做这些修改，所以花时间对是否增加某个学习主题进行辩论非常必要。

出色的协商需要：
- 有效的沟通；
- 倾听小组中其他成员的意见；
- 证明你的观点的证据；
- 关注主题，而不是人；
- 处理好障碍；
- 相互协作作出决定；
- 达成共识。

➔ 方法 2. 完整表达学习主题

学习主题需用完整句子表达出来，可以采用疑问句。不能罗列关键词或提要。完整表达主题的意义是：
- 强调要研究问题的关键；
- 确保跨学科整合；
- 突出研究目标；

- 使学习主题有意义；
- 把基础医学和临床问题联系起来；
- 使每个成员都详细了解学习主题。

➜ 方法 3. 结合基础和临床医学

学习主题的整体目标不仅仅是学习理论和基础医学知识，还要探讨相关的临床知识。为什么在学习主题中结合基础医学和临床医学方面的知识很重要呢？

- PBL 的目的之一是为学生的临床学习做好准备；
- 解释临床表现背后的基础理论会帮助学生了解病生理和病理变化，提供相关预防措施和制定诊疗计划；
- 理解学习如解剖学、生物化学、组织学、微生物学、药理学、病理学、生理学等基础医学知识的意义；
- 更好地长期记忆所学的知识；
- 有利于选择需要的检查，并解释实验室和放射检查的变化。

结合基础医学和临床医学的学习主题举例如下：

- 是什么引起了病人的低血钙、甲状旁腺素水平升高和高磷酸盐血症？这种变化的机制是什么？这些变化能解释骨痛问题吗？如何解释？
- 大肠、小肠吸收水的机制是什么？腹泻发生的机制是什么？病人的腹泻是由于功能改变还是病理变化引起的？迄今为止我有了哪些证据？哪些检查有用？有什么用？
- 是什么可能引起了病人的心悸、面色苍白和持续的疲劳？我该如何解释她的血红蛋白偏低？红细胞在人体内是如何形成的？我还应该要做哪些检查？这些检查有何帮助？

➜ 方法 4. 考虑社会心理、道德和伦理问题

学习社会心理、道德和伦理问题的意义：

- 在社区中遇到的许多问题都和社会心理、伦理和道德问题有关；
- 医疗卫生实践需要医疗工作者了解这些领域的技能、态度和能力；
- 医学伦理和法律构成了医学和卫生保健课程的核心内容之一；
- 需要坚守职业信仰和价值观；
- 在现实生活中，不能把基础医学知识、临床医学知识和伦理、社会心理知识分开。

在道德和伦理问题上，有些因素会影响我们确定诊疗方案，这些因素包括：

- 我们自己的信念和文化信仰；
- 常识；
- 科学知识；
- 现行法律；
- 行业规定及准则；
- 该领域的理论和研究。

课程中将会学到：①由这些现象引发的问题；②如何应对这些挑战；③适用于这一情况的可用资源及如何评估这些资源；④有哪些可选的方案；⑤可以获得哪种证据支持；⑥可以采用哪些策略。

➜ 方法 5. 内容具体并强调融合

在学习主题中整合知识并不容易，小组可能要花费一些时间才能清晰、具体地描述要学习的知识及把知识点完整、有意义地表达出来。

学习主题中整合的例子如下：
- 结构功能关系和临床意义。例如："肝细胞如何处理胆红素？""如何解释黄疸？"
- 正常的生理机制和病理生理变化。例如："控制正常血压的机制是什么？""我们如何解释她在遇到交通事故后的低血压和心率加快？"
- 用生理学的知识解释药物的作用机制。例如："肾是怎样处理水的？""呋塞米（速尿）的作用机制是什么？"
- 利用某一疾病的发病机制制订诊疗计划。例如："肺水肿发生的机制是什么？""如何采取措施逆转这种变化？"
- 正常结构和病理变化之间的差异。例如："结肠的正常黏膜是怎样的？""我们如何解释活检中表现出的细胞变化？"
- 生化改变在疾病发病机制中的作用。例如："酒精会引起机体怎样的变化？""这一点可以用来解释他的腹水吗？""该如何解释？"；
- 微生物学知识、临床表现和疾病进展。例如："我们应如何解释他发热、没有食欲和左脚踝的局部发红/疼痛？"。

➜ 方法 6. 补充、修改和完善

补充、修改和完善学习主题的目的是：
- 强化学习主题及其目标；
- 避免重复和多余的知识点；
- 明确每个条目，尽量具体化；
- 删除无关的学习主题或把它们放在最后；
- 使学习主题完整，并赋予其临床意义；
- 联系相关的主题；
- 确定最重要的 4~5 个学习主题。

收集信息的方法

在两所大学工作期间，许多学生来找我，他们想提高自己在终结性评估中的成绩和增加自己对 PBL 讨论课的贡献。他们的问题多为："我们该如何准备学习主题？""怎样才能有效地掌握自主学习的方法？"虽然花很多时间阅读医学教材和其他资源，但有些学生仍感到很困惑，他们的问题是："尽管我们付出了努力和辛苦，可为什么还是很难对小组讨论有所贡献呢？我们时常感到读的和准备的不充分，所有的努力都白费了，感觉没有进步。"

我查看了几份他们为 PBL 案例所做的准备，并让他们描述如何准备学习主题。听完他们的讲述后，我让他们在我办公室用教材演示他们查询信息和记录研究结果的方法。很明显，他们准备学习主题时的方法和利用资源的方式有问题。在下一节我会讲述学生们问得最多的与准备学习主题有关的问题。

如何准备学习主题？

- 首先回顾小组确定的学习主题；
- 阅读第一次讨论课的 PBL 病例并复习课上所做的笔记；
- 在查询资料前，花时间做以下事情：①如果在第一次讨论课结束时仍有 2~3 个假设且不能最终确定一个，应提出有助于完善假设的关键问题；②主题下面加若干子问题（sub-questions）会对每个学习主题有全新的理解；③把学习主题转化为学习目标；
- 如果教师提供了学习资源的清单，用清单上的资源查询所要的所有信息；
- 思考并记录下列问题的答案：①我应该先使用哪个资源？②我应该在搜索时用什么关键词？③我应该搜索哪方面的信息？④我还能使用哪些其他资源？
- 用确定的关键词检索教材的索引。关键词应该反映出学习主题；查看目录页发现额外信息，记录下找到的页码和相关的子条目；
- 复习课堂笔记以及和所查询的学习条目相关的信息；
- 有些案例的问题会涉及解剖学、生物化学、病理学和生理学知识。应该能够确定学习主题与哪个学科知识有关；
- 要经常问自己，"这个病例是否存在社会心理、伦理或道德方面的问题？"应用先前讨论过的策略：①这些伦理/社会心理现象会引发什么问题？②应该采用哪种方法？③面对此类挑战我可以使用的资源有哪些？该如何利用这些资源？④有哪些选择？⑤有哪些类型的证据支持？⑥处理这种情况时我会使用哪些策略？

如何检索学习资源？

可以利用一系列广泛的学习资源为学习主题搜索信息。正如先前所提到的，教材和教育网站可以作为主要资源。然而，需注意到教材也可能有其局限性：

- 大多数教材是以学科为基础的，而 PBL 课程则需要整合各学科的知识；
- 教材上的知识逐条出现，但需要知道如何把不同信息结合起来；
- 许多教材注重理论，忽视临床应用。需要将所学的知识，应用到具体病例中；
- 由于专业性强，教材难以展现知识的全貌，只侧重所需内容的某个方面；
- 教材也存在缺陷，不能解答所有问题。

我之所以提到以上局限性，就是如果阅读教材有困难，不要认为这是你的错，大家都一样。更重要的是要学会如何有效利用教材，更何况你的目的并不是阅读和记忆教材中的内容。

搜索资源的主要目标是：

- 检索有用的信息；
- 找到学习主题的答案；
- 理解新概念、新原理；
- 从多个资源获取信息，构建自己的信息；
- 给自己的观点找到证据；
- 权衡支持和否定假设的证据；
- 应用所学知识解决新问题。

鉴于以上目标，使用学习资源的方法将会有别于传统课堂上的方法。表 5.1 总结了两种课程在使用资源方面的主要差异：

表 5.1　传统和 PBL 课程中教材使用方法比较

传统课程	PBL 课程
学生清楚课堂上讨论的题目，没有学习主题；	学生对最终的假设不确定，有许多学习主题；
学生阅读以学科为基础的教材，增加课堂学习内容；	学生搜索不同学科的资源，查找学习主题的答案；
学生几乎没有预先提出问题；	学生从学习主题中提出许多问题并做检索计划；
学生按章节顺序学习；	学生总是努力寻找答案，按照他们认为的重要次序来浏览教材内容、表格和图表；
学习目的是记忆现成的知识；	学习目的是理解关键概念、提供证据、推理和把知识应用到病例中；
学生们利用教材的目录找到每一章的主题；	学生们用关键词搜索教材的索引；
学习的目标是总结他们读过的内容；	学习的目标是整合已经学过的知识，并构建流程图和表格来满足他们的学习需求；
学生很少去探索新问题；	从各种资源及病例中获得的新信息所引发的新问题都会促使学习者不断探索；
没有机会与其他同学讨论所学的知识。	在第二次小组讨论中会与其他同学讨论学到的新知识。

比如你不理解心动周期，那该怎么办呢？为了弄明白这个问题你可以花很多时间检索资料，不要局限在一种资源里，可以查看教育网站和其他资源（见附录 A 和附录 B），搜索杂志文章、综述、教学光盘、教学录像、课堂笔记和任何可提供的资源——任何可以帮助你理解学习主题和病例的资源。使用同一学科的其他教材通常很有用，要知道每位作者对待同一主题的角度不同，解释也不同，他们强调的方面不同，提供的图表和说明也不同。

在自主学习中利用多种资源的优势包括：
- 利用额外信息增强逻辑推理能力；
- 增强对不同概念和过程的理解；
- 开拓思维，挖掘不同的观点；
- 为检索的主题提供更多例子和临床应用；
- 澄清被误解的概念。

学习主题和知识的构建

根据传统学习理论，学习者的头脑中装着教师讲授内容的影像，但这并不能保证学习者能深入学习并应用所学知识。传统理论决定了教室的设计和教学方式：学生们坐在教师对面，教师是知识的唯一来源。

建构主义理论（*constructive theory of learning*）认为，学习不是拷贝或重复听到或看到的信息。根据这一理论，学习是探索含义，广泛收集信息，理解学到的知识，验证新知识，找出它们的内在联系，梳理所学的信息并创建自己知识体系的过程。这个理论是 PBL

教学理念的理论基础之一。理解上述观点对进行第二次小组讨论尤其重要。学生不应低估这个阶段学习的价值，举例来说，不应该把时间浪费在照抄教材中的图表上，而是应该在一起讨论如何把这些知识组织起来。

记录员可以加快这个过程，并帮助小组达到目的。在第二次小组讨论中运用PBL理论让学生在课程结束前构建自己的机制。到那时学生应该能够：①整合相关学科如生物化学、微生物学、分子学、生物学、病理学、药理学和生理学知识，构建他们的机制；②在他们的机制中应包含影响病例的有利因素和危险因素；③所建立的机制应显示逻辑关系，而不是捷径；④展示对身体系统、器官、细胞和分子水平的发病机制的理解；⑤说明不同学科知识与所建机制的关联，如药物作用机制、副作用、药物的相互作用；⑥说明机制的最后目标。（详见第六章构建机制和流程图）

难以确定最终假设怎么办？

小组讨论无法确定最终假设（确诊）是很常见的，在PBL结束时小组往往对病因有2～3个假设。

为这样的病例准备学习主题极具挑战性。因为必须找到最可能的假设（病因），然后把学习主题集中在这上面。还要提供证据支持你的观点，并说明为什么其他假设不太可能，为这样的病例准备学习主题需要做更多的工作。然而，对待这样的挑战，方法是多样的，没有唯一的答案。一些学生会试图从第一次小组讨论结束时教师给的资源或那一周他们所听的大课中找到线索。但有时并不能找到线索，只能靠自己去完成。这一体验可以增强自主学习能力并且拓宽你的能力范围。

举一个类似的例子，病例讨论可以找到处理这类问题的方法。

Sam Mansour先生，65岁，靠养老金生活。在儿子的陪同下到全科诊所就医。在过去的6～8个月气短逐渐加重，近来出现眩晕，过去十天有两次失去知觉。在医生的进一步询问下，他说："我发现送小孙子去学校（从家走路大约十分钟）和在家干活的时候出现气短，这种情况现在变得越来越糟。"他不时感到头晕，有两次失去意识，最近一次是在昨天，他儿子说父亲丧失意识有好几分钟。Mansour回忆之前没有任何征兆如头晕、胸部疼痛或出汗，但他不时感到心悸。

偶尔饮酒，有吸烟史，20支/天，大约在15年前戒烟。18岁时曾得过气胸；他父亲68岁时突发心脏病死亡。

查体：脉弱70次/分，坐位血压105/85mmHg，立位血压100/85 mmHg，呼吸20次/分，无发热。

心血管检查显示：颈静脉压正常。心尖搏动位于第五肋间左锁骨中线内侧，第一心音正常，第二心音较弱。心前区可闻及第四心音和收缩期喷射性杂音。双侧颈总动脉可闻及杂音。余未见异常。

学生们不能确定最终的假设。最可能的假设有：①肺动脉瓣膜病；②主动脉瓣狭窄；③主动脉瓣反流；④左心衰；⑤二尖瓣狭窄。

小组确定了以下的学习主题：

- 心脏和心肺循环的解剖结构是什么？
- 了解肺的气体交换吗？
- 正常（S_1，S_2）和非正常（S_3，S_4）心音；它们的成因及意义；
- 心脏收缩和舒张时发生了哪些变化？
- 我们该如何解释病人出现的问题，如气短、头晕和丧失意识，以及这些问题的发病机制？
- 支持最终假设（确诊）的证据是什么？

现在让我们回到最初的问题，你该怎么做才能确定 Mansour 先生症状的最终假设（确诊）？表 5.2 总结了六个可以用来完善假设的关键问题。注意关键问题的逻辑关系、主要问题和学习主题的相互关系。在此过程中，你也可以考虑与下列问题类似的新问题，同时也可以通过绘制一个类似于表 5.3（见后面）的表来解决这一难题。

表5.2 关键问题和答案

关键问题	可能的讨论问题	答案和新的学习主题
问题1	是呼吸系统还是心血管系统疾病？	**答案**：心血管疾病 **证据**： 心悸史； 脉压减小（105～85＝20mmHg，正常值约40mmHg）； 脉搏弱； 心脏听诊：S_2弱，S_4可闻及，心前区及双侧颈动脉可闻及喷射样收缩期杂音。 **学习主题**： 正常心脏的结构和功能是什么？
问题2	是左侧还是右侧心脏的问题？	**答案**：左侧心脏的问题 **证据**： 左侧心脏疾病的表现： —脉弱； —脉压减小； —心前区及两侧颈动脉闻及杂音（颈动脉是从主动脉弓开始的）。 **学习主题**： 不支持是右侧心脏疾病的证据是什么？右侧心脏疾病的临床表现是什么？
问题3	左侧心脏有可能是哪部分出现问题？ 二尖瓣 主动脉瓣 左心肌 室间隔	**答案**：问题可能出在主动脉瓣 **证据**： 心前区及两侧颈动脉可闻及喷射样收缩期杂音； 杂音是从主动脉瓣传导到主动脉弓和双侧颈动脉； 脉弱及脉压减小； **学习主题**： 主动脉瓣的正常结构是什么？

表 5.2 关键问题和答案（续）

关键问题	可能的讨论问题	答案和新的学习主题
		为什么不是二尖瓣疾病的问题？ 什么是正常心音？ 心音的产生机制是什么？ S_3 和 S_4 心音的主要区别是什么？ 心脏收缩和舒张期的主要生理变化是什么？ 左心肌疾病有何临床表现？
问题 4	病理变化是什么？	**答案**：主动脉瓣狭窄 **证据**： 主动脉瓣狭窄杂音通常很强，主动脉区杂音最大并传导至颈动脉； 收缩中期杂音的其他原因： 肺动脉瓣狭窄； 肥大型心肌病； 房间隔缺损的肺血流杂音。 全收缩期杂音的原因： 二尖瓣关闭不全； 三尖瓣关闭不全； 室间隔缺损。 **学习主题**： 主动脉瓣狭窄的原因是什么？ 这些变化对左心功能有什么影响？ 如果患者有主动脉瓣反流，临床影像学检查会是什么？
问题 5	病理生理变化是什么？	**答案**：病理生理变化见流程图中总结（图 5.1） **学习主题**： 怎样用主动脉瓣的病变解释患者的头晕、气短和意识丧失？ 该如何分别解释患者在天热时、运动时和情绪波动时出现这些症状？
问题 6	该给病人做哪些检查？	**答案**： **检查**： 全血常规：排除贫血； 十二导联心电图：左心室肥大，ST 段（下斜型）压低和 T 波倒置（心肌劳损改变）； 多普勒超声心动图：计算主动脉瓣的收缩压。判断是否影响其他瓣膜，测量瓣膜面积； CT 和 MRI 扫描：判断瓣膜钙化和狭窄的程度（并非必需）； 心导管检查：手术前检查冠状动脉的情况 **学习主题**： 这些检查有什么作用？ 预期每项检查会发现哪些问题？ 诊疗目标是什么？

表 5.2 关键问题和答案（续）		
关键问题	可能的讨论问题	答案和新的学习主题
其他问题、原因： 有没有社会心理、伦理和道德问题？ 我该如何把从这个病例中学到的知识用于其他心脏疾患？		

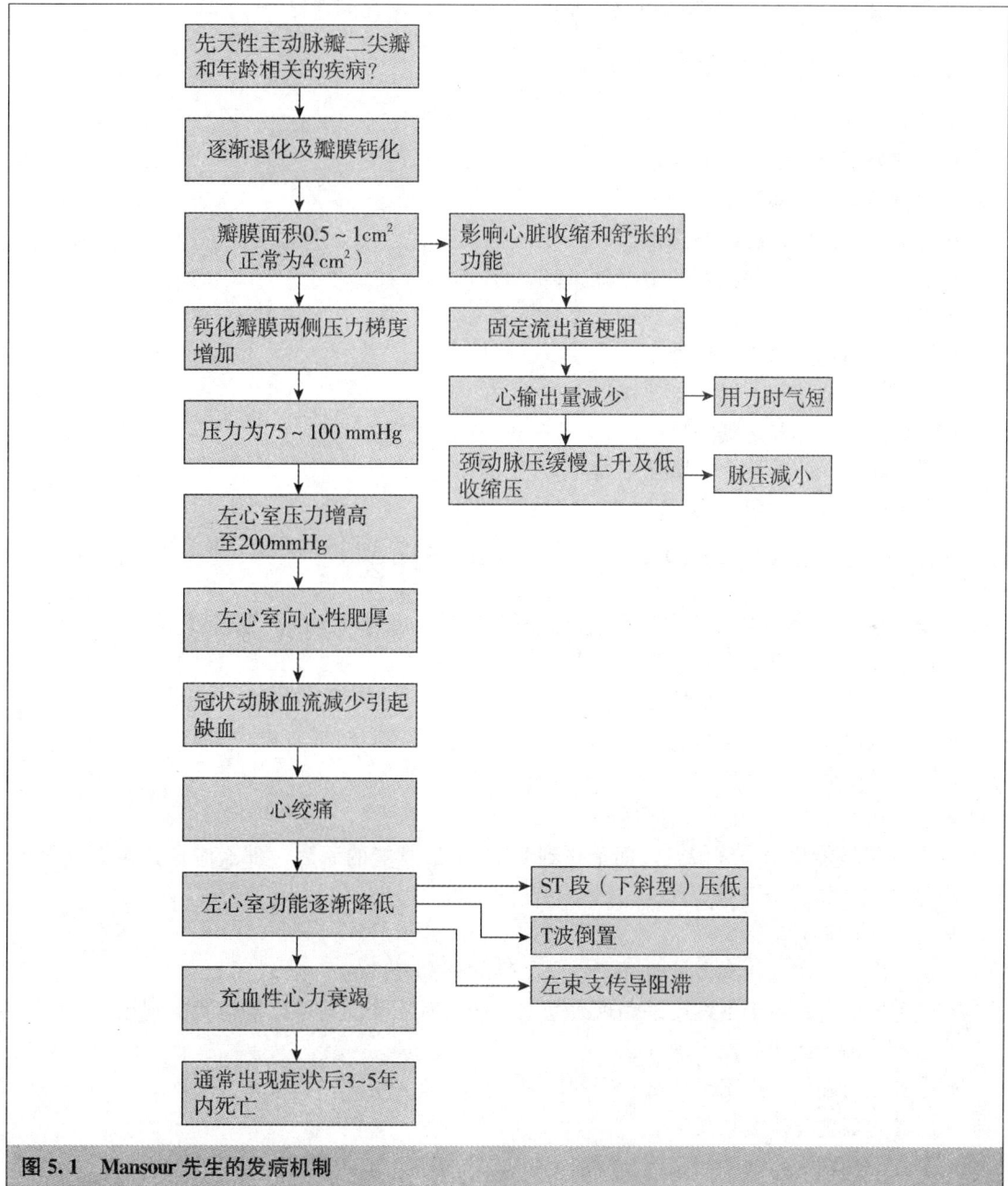

图 5.1 Mansour 先生的发病机制

成功准备学习主题的方法

> 花时间阅读书籍来充实自己，可以很容易地得到别人辛辛苦苦才获得的知识。
> ——Socrates（苏格拉底）

本节提供的方法是以问题的形式出现的，你可以用来提问自己。

➡ 方法 1. 你的目的是什么？

带着目的学习：
- 合理分配时间更容易实现目标；
- 对所学知识充满激情；
- 有重点并清楚自己需要做什么；
- 使用富有创造性和有效的学习方法；
- 喜欢你所做的事；
- 愿意不断完善自己的行为；
- 学习优先；
- 计划和设计你要达到的目标；
- 愿意花时间改善技能，增强个人能力；
- 全身心投入到学习中。

➡ 方法 2. 第一次小组讨论课上你学到了什么？

回顾病例的内容，复习第一节小组讨论时的笔记。思考以下的问题：
- 这个病例中提出的主要原理是什么？
- 第一次课讨论的要点是什么？
- 除了从以前病例中所学的知识，这个病例又增加了什么？
- 为什么要研究这个病例？
- 这个病例中提出了什么新问题？

如果小组没能找出最终假设，而是找到 2~3 个最可能的原因，那么应该试着在病例中寻找有帮助的线索。

思考以下问题：
- 患者出现这些症状有多长时间了？是急性的还是慢性的？
- 患者的症状是由于生理还是病理改变引起的？有哪些证据可以支持我的观点。
- 患者的每个症状都代表了什么？
- 患者目前确切的疾病是什么？哪些因素导致了这一疾病？
- 患者的病史有什么意义？
- 患者正在服用药物吗？有药物反应吗？
- 患者的疾病有家族病史和遗传史吗？
- 患者的疾病和环境、职业及毒素接触有关吗？
- 患者的社会经历是什么？

- 还需要了解其他信息吗？

复习笔记和小组讨论的假设。还需要做什么修改吗？查看病史，思考并回答这些问题：
- 有没有需要查找的疑难术语？
- 查体发现了什么？这些发现有何意义？
- 机体的哪个系统引起了患者的症状？

如果仍旧发现很难完善假设和识别最可能的假设，建议应该衡量每一个假设正反两方面的证据。假如最可能的假设是：①肺动脉瓣疾病；②主动脉瓣狭窄；③主动脉瓣反流；④左心衰竭；⑤二尖瓣狭窄。

绘制一个表格，把它作为评估的工具。

表5.3 衡量每个假设正反两方证据					
证据	假设1 （肺动脉瓣疾病）	假设2 （主动脉狭窄）	假设3 （主动脉瓣反流）	假设4 （左心衰竭）	假设5 （二尖瓣狭窄）
支持： 1. 病史 2. 查体					
否决： 1. 病史 2. 查体					
等级排列					

在表中填入病史和查体中支持和否定每个假设的证据，应用项目符号为圆点的短句。填写完毕后，查看累积起来的证据并以此给假设排序。

注意：在现阶段，可能无法填满整个表格，也不能得出最终诊断的结论。

➡ 方法3. 什么是基本框架？

- 如何总结第一次讨论课学到的主要原理？
- 这个案例的基本框架是什么？
- 这个案例与之前学过的案例有什么联系？

完善假设会使思考有重点，并发现学习中的新问题。如果还没充分准备好，仔细研究教材和其他资源。要理解某个事物，首先需要理解整个概念，然后再关注细节。目标是为需求做好准备。查看案例的整体情况，把这个案例和学过的知识联系起来。

➡ 方法4. 哪些概念是你不知道的？

- 小组确定的学习主题是什么？
- 怎样把学习主题转化为学习目标？
- 还需要在主题清单中增加细节问题或新问题吗？
- 如何开始搜索信息？检索的关键词是什么？

➡ 方法 5. 要使用哪些主要资源？

许多学生会首先从教材开始搜索信息，有的学生会首先使用教育网站，如：eMedicine（www. emedicine. com），MedicineNet（www. medicinenet. com），MedicineOnline（www. medicineonline. com）或其他网上资源。附录 A 有这些资源的列表。

没有规定说必须首先使用哪种学习资源，但以下做法是可取的：如学习的 PBL 病例涉及的是成年人的问题，应该首先看医学教材，如病例涉及儿童问题，应该首先看儿科教材。这些资源可帮助：

- 识别和进一步了解小组认为是最可能的 2～3 个假设涉及的内容；
- 如果小组不能确定最终假设，提出可能会帮助完善假设的问题；
- 理解和病例有关的基础解剖学、生理学、病理学、生物化学、微生物学和药理学知识；
- 思考要让病人做的检查，这些检查如何支持最终假设。

然后还要搜索其他和最终假设有关的基础医学教材，这种检索有助于对病例的深刻理解。

大多数采用 PBL 的大学不会向学生推荐学习资源清单，但如果大学有推荐的资源，最好先从这些资源开始。不是所有的学生都使用推荐的资源，有些学生更喜欢利用适合自己学习需求的其他材料，大多数学生会使用 7～20 个学习资源。

➡ 方法 6. 该怎样有效利用自主学习时间？

合理利用时间会使你：
- 减轻压力并有更多收获；
- 能够保持学习、个人、家庭和工作的平衡；
- 能够应对意外情况；
- 清楚自己优先要做的事情并集中精力学习；
- 能够避免拖沓，确保完成计划；
- 不用等待合适的心情或合适的时间再去工作；
- 养成终身受益的好习惯。

拖沓的原因有很多。主要是没有计划、缺乏组织和时间管理。其他还有：
- 没有明确的目标；
- 同时忙于很多工作；
- 低估了完成一项任务所需的时间；
- 对所做的事没有主人翁精神；
- 缺乏动力；
- 害怕失败。

思考以下问题：
- 你觉得一切都在自己掌控之中吗？
- 你安排自己的时间吗？对所做的事情有计划吗？
- 你该如何安排你的时间，以便从自主学习中得到最大的收获？
- 你计划在搜索信息上花多少时间？

- 本周你优先做的是什么？
- 你用反思日志记录你的计划执行情况了吗？
- 你确切记录了哪些东西？
- 你注意到你有哪些进步吗？
- 还有什么需要改进？

方法 7. 什么是主要的概念？

搜索学习资源应该是一个主动的过程，在这个过程中，你的目标应该是：
- 理解所搜索题目的基本原理；
- 强化对主要原理的理解并加以阐述；
- 分析学到的信息并比较搜索结果的差异；
- 解释搜索结果并找出导致问题的原因；
- 评估搜索过程并预计可能发生的变化；
- 找出所用资源的不足和下一步要做的工作；
- 找出可能的基本机制和病理生理改变；
- 理解所学知识的临床应用和可能解决的问题。

思考这些问题：
- 怎么理解这个信息？
- 这个信息可以回答你的问题吗？还缺少什么？
- 这个信息支持你的观点吗？到目前为止还有哪些证据？
- 还需要知道什么？
- 能够总结从这些资源中学到的信息吗？
- 如何把这个信息应用到临床实践中？
- 怎样用这个信息阐述你的学习主题？

方法 8. 如何构建新信息（知识）？

大量证据显示，通过实践来学习并动脑筋思考可以使我们学会全面思考和探究。因此，构建和组织从多个资源中学到的信息是应该培养的另一个能力。这一过程包括：
- 构建表格来比较有共同基础的问题；
- 构建机制和流程图；
- 合成概念图；
- 设计模型来解释疑难概念；
- 绘图解释结构和功能关系、病理改变、复杂事件的进展和相互关系；
- 构建三维模型来解释疑难的概念和过程；
- 用彩色笔画出表面解剖图；
- 应用学到的信息解决新问题；
- 用所学的信息回答简答题、PBL 方式的问题或客观结构临床考试试题（OSCE）。

构建的知识不应该只是从某个特定的资源中抄录下来，而是应该反映出自己的理解、解释、积累的经验和对新知识的使用。因为新表格、图表和机制等是你自己完成的，它们会保留在你的长期记忆中，所以能够把所学的知识应用到其他场景中。

➡ 方法 9. 如何把新知识与之前学过的知识联系起来？

- 病例怎样帮助获取新信息？
- 是什么把所学的新信息联系起来？
- 新信息如何跟已知信息联系起来？
- 在这个病例中提出的问题如何跟以前的 PBL 病例联系起来？
- 该如何总结当前病例中的新知识和以前病例的关系？

下面例子诠释了新知识与以往病例中所学知识的关系。

- 第 3 周，我们学习了一个长时间饥饿和饥饿过程中身体代谢变化的病例；这个病例中一个有意思的变化是患者实验室检查包括了血尿素氮；
- 第 5 周，我们学习的病例是一个在车祸后被救护车送到急诊室的患者，患者多处受伤，失血达 2L。血尿素氮和肌酐水平都升高；
- 第 7 周，我们学习的病例是一个酒精性肝硬化、门静脉高压症、门腔静脉分流术和肝细胞衰竭的患者。血尿素氮水平低于正常值；
- 第 9 周，我们学习的病例是一个慢性肾衰竭的患者，他的血尿素氮和肌酐水平都升高。

这些病例可能会引发以下的新问题：

- 到目前为止关于血尿素氮和肌酐我了解了哪些知识？
- 哪些因素可以影响血尿素氮？
- 对这些差异有什么科学的解释？
- 在这方面，一个极度脱水的患者会出现哪些变化？
- 这些病例中还有哪些关系可以强化我的理解？

➡ 方法 10. 在第二次讨论课中可能会提出什么问题？

思考下一次讨论课中可能提出的问题。例如：

- 有什么证据可以支持最终诊断？
- 有什么证据可以否定其他诊断？
- 有哪些致病因素在第一次的讨论中没有提到？
- 需要对学习主题做修改吗？
- 该如何解释患者的症状和体征？
- 需要给患者做哪些检查？还有什么因素会影响诊疗计划？
- 预期结果会出现哪些变化？
- 诊疗目的和诊疗计划是什么？哪些因素会影响诊疗计划？
- 引起患者症状、体征及检查结果的发病机制是什么？

➡ 方法 11. 如何用新信息解决新问题？

利用所学的知识解决问题可能会出现三个层面的困难，其原因是：

1. 和以前学过的问题非常相似，只有细微差别。如：流行病学特征、症状的严重程度、更多的临床表现；

2. 症状相似但涉及的结构和机制却不同。如：研究过主动脉瓣狭窄的病例，现在试着用所学的知识探讨其他瓣膜问题，如主动脉瓣反流或二尖瓣狭窄的病例；
3. 出现以前学过的一些症状，但病史和查体提示是其他系统的疾病。如：研究过主动脉瓣狭窄并伴有气短的病例，现在试着用学过的知识解决另一个呼吸困难的问题，如慢性梗阻性肺病。

用所学的知识解决新问题的意义在于：
- 了解到基础医学的临床意义；
- 加深对所学知识的理解并巩固记忆；
- 了解疾病严重程度的变化和临床表现方式；
- 强化解决问题的方法。

➡ 方法 12. 对所学知识的评价是什么？

思考以下自我评价的问题：
- 我的优势是什么？还需要在哪些方面改进？
- 哪些改变可以提高我的学习效率？
- 培养哪些技能可以改进我的表现？
- 需要什么帮助能改进我的表现？
- 本学期我想要达到什么目标？
- 我将如何衡量为实现目标取得的进步？

自主学习能力的自我评价

用下面的表格评价自主学习的活动。用 1 到 5 的分值衡量每个项目达到的程度，其中 5 代表最好，3 代表不确定，1 代表根本没有此项技能。实事求是地为每个项目评分，可以做几份这样的表格，每学年尤其是前两学年每三个月就用表格评估一下自己的技能发展情况。

循证学习

学生自己确定学习主题会提高学习质量吗？

通过一项针对 PBL 课程的调查，了解无具体学习目标（learning-goal-free）的案例对学生学习质量的影响。实验中，一半小组的病例讨论有学习主题（限定具体目标），另一半的小组讨论的病例没有学习主题（未限定目标）。调查结果显示，与限定目标的小组相比，未限定目标小组的学生阅读了更多的文章、研究的时间更长、花费更多的时间汇报研究过的文献。这些发现表明使用不限定学习目标的案例对学生的自主学习和小组讨论的广度有积极影响。

经出版者同意改自：Verkoeijen P，Rikers R，Winkel W，et al. Adv Health Sci Educ. 2006；11（4）：337-347.
要了解更多，请见：http://www.springerlink.com/content/1573-1677/

评价指标	评分				
	1	2	3	4	5
第一次小组讨论的发言帮助确定了学习主题					
第一次小组讨论结束前，讨论、补充和修改了最终的学习主题					
有能力把学习主题转化为学习目标和技能					
制订学习计划、开展自主学习及应用检索策略的能力					
评判和审核资源的能力					
为每个学习主题构建新知识的能力					
在准备学习主题时合理分配时间的能力					
提前思考可能在第二次小组讨论中提出的问题、任务的能力					
表现出推进学习主题讨论的能力，以及构建答案的能力					
第二次小组讨论课上能建构新的信息，回答学习问题					
其他评语：					
下周的自主学习需要做哪些改变来提高你的技能？					
需要哪些帮助来增强你的自主学习？					
谁可以帮助你？					

小　结

　　PBL案例使学生明确了学习需求以及需要研究的领域，以增强对所讨论问题的理解。对学习主题的要求是：①反映来自不同学科的综合知识；②要具体并完整清晰地表达出来；③强调具体目标；④基于小组已有的知识；⑤强调与临床实践相关的知识。学习主题可能还会关注学生误解、不完全理解或持异议的问题。本章帮助你从许多小组都会遇到的有关学习主题的常见错误中吸取经验，还提供了成功确定和准备学习主题的方法。重要的是，每个学生都要研究所有的学习主题，而不是仅仅研究1～2项；只有这样，在第二次小组讨论时，小组成员才能一起建构所学的新知识，为病例中提出的问题提供证据。充分利用这本书所介绍的办法就是经常把这些方法付诸实践。

拓展阅读材料

　　（略）

第六章

构建机制和流程图

> 生物学的成就实际是以物理和化学为基础，用机制（层层因果关系）来阐述的，这与物理和化学本身的内容并不相同。
>
> 对生物学机制的解释建立在物理和化学知识的基础上，但它不等同于物理和化学。
>
> ——Michael Polanyi

导 言

问题导向学习（PBL）的重要特点之一就是以临床模式教授基础医学知识，尤其是在医学本科的早期阶段。这种方式的教学可以加强学生的逻辑推理能力，把知识运用到实际问题中，依据问题提出假设并构建机制。

机制（mechanisms）是描述事件进展的流程图，在简图中可以是用箭头连接的一系列事件。在 PBL 课程中阐述机制可以让学生使用学过的知识、病例中的信息（包括社会心理问题）来解释假设（病因）怎样导致症状。在这个过程中，小组也许发现他们不能提供一个完整的解释，而且缺乏解剖学、生物化学、微生物学、病理学、病理生理学、药学或生理学等领域的知识，小组也许会在学习主题列表中加入这些他们欠缺的知识。

然而，构建机制并不是一个容易的过程。学生们经常发现很难开始建立机制或把机制和病例提供的信息联系起来。即便是在第二次小组讨论时，他们已经完成了学习主题并听了几节大课，有的小组仍然不能构建出一个好的机制，不能将学到的信息和病理生理过程、病例中所描述的症状和体征联系起来。以下是导致这一问题的原因：

- 在早期的 PBL 课程中，学生不知道组成机制的确切内容是什么，也不知道机制应该具体到什么程度；
- 高中时的学习方法是死记硬背，而不是培养学生的自主学习方式，即鼓励学生学会知识的运用、阐述、反省、批判性思维和知识整合；
- 在 PBL 课上，许多教师并不是病例相关学科的专家。尽管在指导小组讨论方面接受过培训，一些教师也很难提出合适的开放式问题促进关于机制的讨论；

- 教材、大课和其他学习资源通常是以学科为基础的，并不能在学生创建机制时帮助他们整合信息；
- 构建机制需要很多技能，例如信息整合、深入理解病例有关的基础医学知识、用流程图表示出来；
- 小组可能会发现很难向记录者表述机制从哪里开始及应该如何发展；
- 没有培训课或教材帮助学生理解好机制的构成。

为什么在第一次小组讨论时构建机制是有用的？

根据 PBL 课程的要求，一个 PBL 病例通常会进行 2~3 次小组讨论。两次小组讨论的教育目标并不相同，第一次讨论是形成机制图表，第二次讨论是全面理解机制的发生过程。（表 6.1）

表 6.1 两次 PBL 小组讨论机制的比较	
第一次讨论	第二次讨论
学生事先不了解病例内容及其相关知识；	在参加讨论课前，学生们从教材、网上资源、大课、实习课中得到与学习主题有关的信息；
构建机制帮助学生们发现知识的欠缺点；	构建机制帮助学生们整合所学的信息，应用知识并解释临床表现；
机制很宽泛，可能包括多个假设（病因）；	机制通常集中在最后的假设上；
机制通常很肤浅，不详细，还可能含有捷径。	机制全面详细，并反映出知识的整合，没有捷径。

下面用一个病例举例说明在第一次小组讨论时机制的重要性。

> Linda Hart 女士，42 岁，图书管理员，于凌晨 4 点被救护车送到当地医院的急诊室。面色苍白并呕吐鲜血，嗜睡但还能回答问题。Hart 女士说她来医院之前曾呕吐了大量鲜血，昨晚在大量饮酒后开始不停地呕吐，30 分钟后，出现呕血。就诊时的血压是 100/60mmHg（平卧位），脉率 105/min 规律，呼吸 20/min，体温 36.5℃。前臂静脉输液，开始为她静脉注射 Haemaccel®。Hart 女士说她经常头疼，所以不时地服用阿司匹林，近来有腹痛并伴有消化不良，大便正常，但最近几个小时大便变黑，变软。她背部有两个纹身。十年来，她每天喝一瓶白葡萄酒。近一年来，由于丈夫和儿子死于车祸，她的饮酒量增加。由于酗酒和抑郁，六个月前她曾去看过精神科医生，医生建议她戒酒，但被她拒绝了。

学生们认为呕血是主要问题之一，他们对问题的假设是：
- 胃溃疡的出血（可能由阿司匹林引起）
- 食管出血（食管静脉曲张）
- 食管撕裂引起的出血（由反复吐血引起）
- 由食管或胃癌引起的出血（能引起溃疡和出血的癌症）

由于不确定性和信息缺乏，学生们可能会发现很难构建一个机制解释他们的假设。他们可能会研究出"逆向推理"（backward reasoning）的方法，用这种方法，学生们开始先问哪里的问题引起吐血。他们的答案是："食管、胃和十二指肠出血"。随后他们会有新的问题："是什么引起了这些部位的出血？是黏膜的机械性损伤？还是食管或胃中异常血管出血？"记录员在黑板上加上这一新信息。在小组把这些条目放入机制中并思考前一个问题的同时，他们继续构建自己的机制（图6.1）。

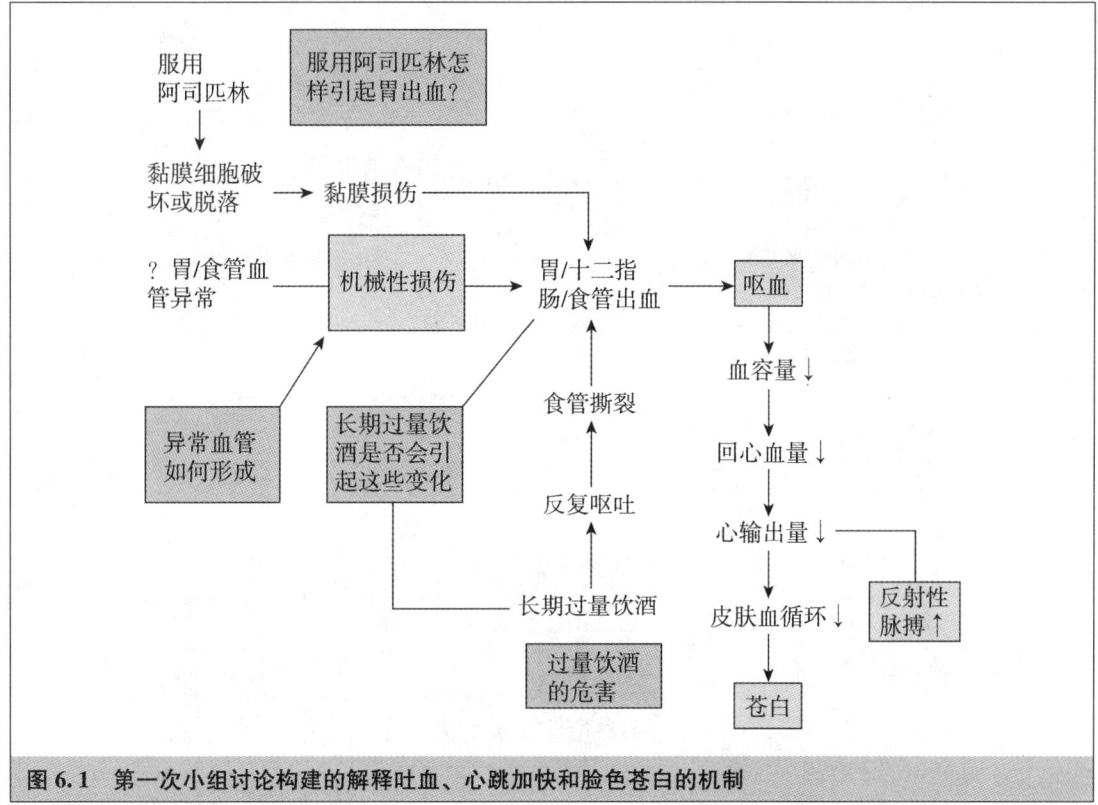

图6.1 第一次小组讨论构建的解释吐血、心跳加快和脸色苍白的机制

在此过程中，小组发现他们缺乏四个领域的信息，于是把这些信息列为学习主题：①过量摄入酒精的影响是什么？②长期过量摄入酒精能引起这些变化吗？③服用阿司匹林是如何引起胃出血的？④异常血管是怎样形成的？注意各小组使用的方法有差异，并不是每个小组都使用"逆向推理"。

因此，在第一次讨论中构建图表机制是有用的，因为可以使学生达到以下的教育目标：
- 增强推理能力；
- 把以前学过的信息应用到新病例中；
- 发现欠缺的知识，确定学习主题；
- 使学生认识到只有掌握了基础医学知识才能在临床背景下理解它们；
- 培养交流技能、同学间互动，培养使用关联、逻辑推理来解释难点的能力。

为什么在第二次小组讨论中构建机制是有用的？

到了第二次讨论，学生们已经使用教材、学术期刊和网站研究了他们的学习主题，听了 4～5 次大课，并且可能使用了和病例有关的多媒体，他们应该能够通过使用、整合信息来构建一个完整的机制（图 6.2）

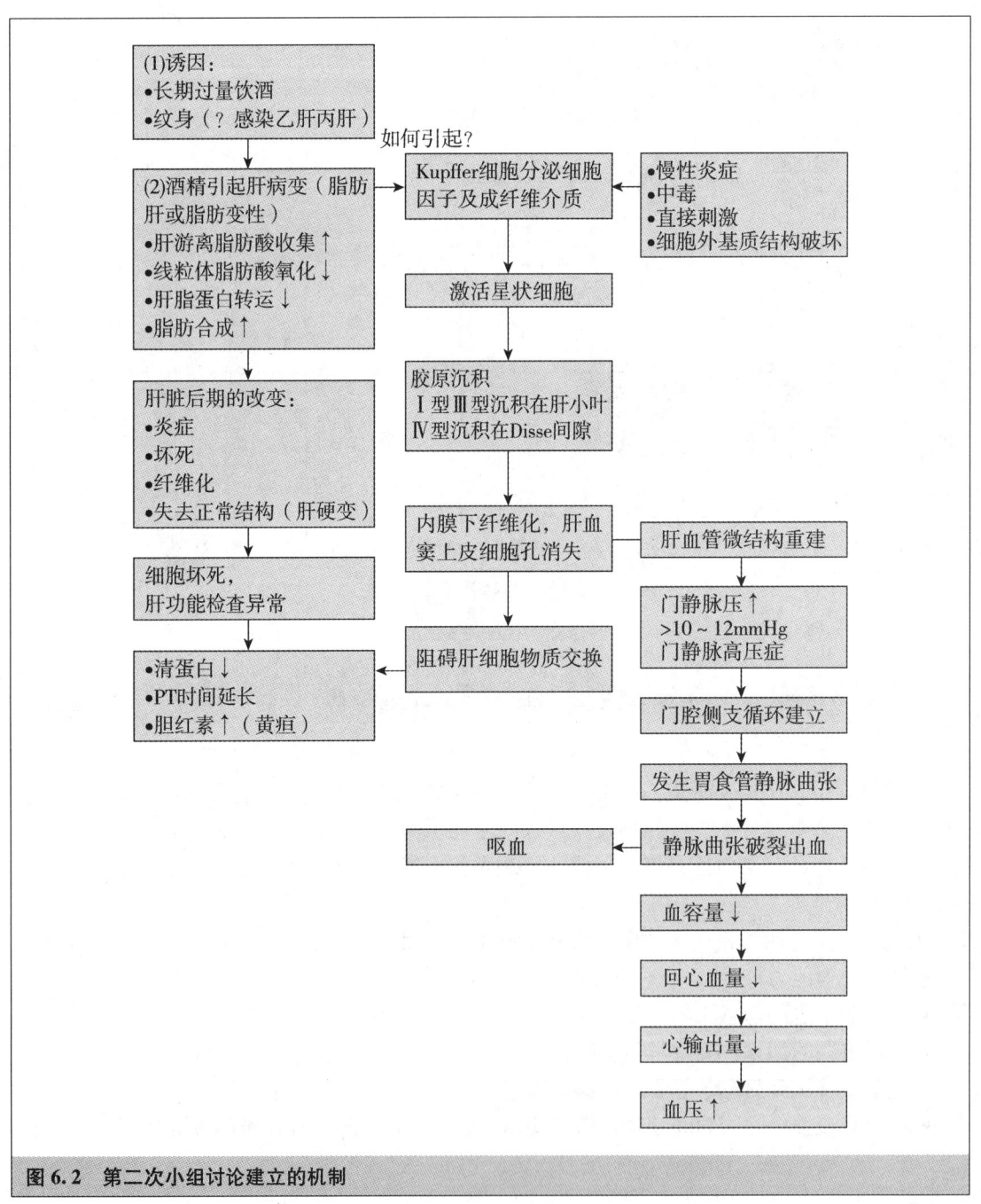

图 6.2　第二次小组讨论建立的机制

因此，第二次讨论课上构建机制的目的是：
- 跨学科整合知识，并考虑病例涉及的社会心理问题；
- 让学生领会病史中提到的辅助因素和风险因素的作用；
- 鼓励学生反思患者出现的问题、临床表现和检验结果变化的理论基础；
- 在机体系统和分子水平上，增强学生分析其病理生理变化的能力，避免走捷径。

要达到这些目标，需要你和你的小组非常努力有效地工作：
1. 第一次讨论课就形成病例机制，并在完成整个病例讨论后再次构建机制；
2. 每次讨论课上都达到机制的目标；
3. 综合利用不同资源如教材、学术期刊和实习课，用整合的方式构建机制；
4. 评价你的技能和参与过程。

使用概念图构建知识

什么是概念图？

概念图（*concept maps*）用网络图来组织信息，网络图由结点（概念）和关联（解释概念间的关系）构成。概念代表重要信息、原因、变化及子标题，而关联可能是单向也可能是双向的。概念和关联被分类或按照特定的顺序排列。

概念图的用途：
- 组织和分析所学的信息；
- 把问题分类；
- 激发学生创新性思维；
- 应用所学的知识；
- 回忆和复习简单的信息；
- 鼓励批判性思维；
- 完成有效的学习；
- 帮助学习者分析研究相互关系。

如何区别概念图和机制？

许多学生区分不清概念图和机制，有的学生认为机制是概念图的一种，不需要区分。但我认为应当分清通常意义的概念图和我们所说的机制的差别，从而明确机制的结构、机制在解释发病原因时的作用，以及解答 PBL 病例中讨论的不同问题。表 6.2 总结了这些差别。

表 6.2 概念图与机制间主要的异同点

项目	概念图	机制
主要相同点	组织信息 总结要点 提供易读和易记的总结 关注多个概念及其关联	组织信息 总结要点 提供易读和易记的总结 着重解释一个或多个概念
主要不同点 ● 目的	头脑风暴 分类 显示等级 组织学过的知识	随时间发展进程中的变化和过程 变化中隐含的理论基础 现象的解释 判断依据 影响因素及社会心理因素的作用
● 性质	静止性 清单性 主要项目和次要项目	动态的 按时间排列事件和变化
● 知识	知识整合 不一定必须提供解释或理由	跨学科整合知识 提供解释和理由 解释来龙去脉，组织信息：①诱因；②机体问题；③目标问题
● 学习者的成果	改进学习 组织信息	改善： 学习 认知技能 理解的深度，新信息的整合与构建

成功构建最终机制的方法

许多小组发现构建最终机制对总结整个病例很有帮助，因此他们在记录员的帮助下一起构建机制。机制也可以成为书面评价的一部分，如作为改良病例分析题和 PBL 类问题的一部分。然而，构建这些机制会很有挑战性，其原因是：
- 没有资源指导学习者如何构建机制；
- 大多数教材和其他资源都是基于学科的，并没有知识整合；
- 这些机制的构建需要批判性思维、知识的应用和其他一些技能。

在开始讨论成功构建机制的要点之前，请先思考以下病例并回答病例后面的问题，然后写下构建机制的过程和步骤。完成之后，学习成功构建机制的十二个方法。要学好这部分内容，就要实践这些步骤，在 PBL 课程中运用这十二个方法构建病例机制。

概念图的主要分类

1. 流程图

描述：用箭头呈线性排列信息；箭头通常指向同一个方向。

用途：这种概念图可以用于：①表现一系列事件；②显示关系，例如因果关系；③显示时间变化，如第一次讨论的步骤和每个步骤的时间分配；④制定决策和简单的管理协议。

2. 等级图

描述：按重要性由高到低排列信息，最重要的信息放在最上面；一般最重要的项目只有一个，其他次要的信息项目放在下面。

用途：这种概念图可以用于：①分类；②人体系统的构成；③组织结构。

3. 图形类概念图

描述：使用与讨论概念有关的图形描绘信息。

用途：这种概念图可以用于：①寄生虫学，如：显示疟疾在人体内的循环周期和寄生虫在肝脏和红细胞中的变化；②生理学，如：胆红素的代谢、肝细胞处理胆红素的过程。

4. 多维图

描述：用简单的二维或三维图描绘信息。

用途：这种概念图可以用于：①显示有几个互动因素的复杂结构；②基础医学，如：显示影响胆汁溶解性因素的图形（胆汁溶解度三角，译者注）。

5. 蜘蛛图（雷达图）

描述：通过把"主题"（也被称为"主项"或"话题"）放在图表的中心位置，而其他次标题则放在周围向外延伸的位置或一侧来组织信息。

用途：这种概念图用于：①头脑风暴练习，如患者问题的可能原因、鉴别诊断的因素；②显示分类；③总结和主题有关的要点。

6. 系统图

描述：用和流程图相似的形式绘制信息，图表有附加的"输入"和"输出"项。

用途：这种概念图可以用于：①新陈代谢循环，如：尿素循环、三羧酸循环；②生理循环，如血液循环。

有许多电脑程序可以帮助你构建概念图。其中一个程序是 Cmap Tools，它可以帮助使用者构建和浏览自己的概念图。Cmap Tools 软件可以免费下载。网址是：http://cmap.ihmc.uc/download/

病例场景

Michael Panagopoulos，男，18岁，希腊游客。他来澳大利亚两个月后发生伤口感染，并到全科诊所就诊。伤口清洁，医生也给他开了抗生素。在接下来的几天中，他感到疼痛，伤口愈合良好，但感觉很疲劳，步行不远就觉得气短，再次来看全科医生。他的女朋友也注意到他的眼睛发黄。Michael 没有发热，伤口也愈合得很好，进一步询问病史否认其他疾病及住院治疗史，但家族中有贫血病人。查体：面色苍白，脉搏 110/min（正常值 60~100/min），血压 110/70mmHg（正常值 100/60~130/80mmHg），呼吸 20/min（正常值 12~16/min），体温 36.8℃（正常值：36.6~37.2℃）。巩膜黄染，尿色正常。

> 利用基础医学和临床医学知识，描述 Michael 出现的乏力、气短、脸色苍白、黄疸和脉搏快等症状最可能的机制。答案应该能解释 Michael 的每一个表现。可以使用流程图概括答案。

下列方法可以帮助构建合理、完整的机制。

→ 方法 1. 提出假设

在开始构建假设之前，需要确定机制的重点和范围。小组在病例讨论最后构建的机制或在终结性评估中构建的机制尤其重要。首先是找出有关患者疾病的假设。你可能已经用以下假设解释了 Michael 的乏力、气短、脸色苍白、黄疸和脉速：

1. 感染、抗生素引起的溶血（葡萄糖-6-磷酸脱氢酶缺乏症可能出现）；
2. 抗生素抑制骨髓（影响红细胞、白细胞和血小板生成，但不能解释黄疸）；
3. 败血症（但这不大可能，因无发热、寒战史，血流动力学稳定。且伤口愈合好，无疼痛）；
4. 抗生素引起的肝毒性（可以解释黄疸但不能解释其他现象）。

→ 方法 2. 确定重点

这个步骤是为了完善假设，目的是权衡支持和否定每个假设的证据，并确定最终的假设（病因）。上述第一个假设是最可能的：黄疸意味着巩膜中沉积有过量的胆红素，这可能是红细胞溶解的结果；红细胞携带的氧气量减少、气短、脉搏快和疲劳。没有证据显示 Michael 患了败血病、肝细胞中毒或梗阻性黄疸。

在完善假设的同时，考虑以下关键问题：

- 是急性、慢性还是反复发作的疾病？
- 临床表现是由于局部脏器还是机体系统问题？
- 患者的问题是由于生理还是病理变化引起的？
- 患者的问题涉及哪些病理生理学过程？（如：炎症、退化、创伤、机械性、免疫性、肿瘤、中毒、坏死、肥大、萎缩等）；
- 涉及机体哪些系统、器官和结构？
- 从患者的症状和体征得到哪些支持证据？
- 还需要哪些信息来支持最后的假设？
- 实验室检查和其他检查有哪些帮助？

→ 方法 3. 检验最终假设

"检验最终假设"的意思是：

1. 审核每一条支持证据；
2. 拓展思维，反思理由；
3. 思考和最终假设有关的病理生理变化。

检验最终假设的分析：

- Michael 的巩膜颜色发生变化是在服用了抗生素之后；

- 胆红素是一种天然色素，是血红蛋白的最终代谢产物，在过量时能把巩膜染成黄色；
- Michael 在服用了抗生素之后出现乏力、脉搏快和气短，这些症状可能由于急性溶血引起（贫血）；
- 没有证据显示患者有急性肝损伤、败血病或破坏性黄疸；
- Michael 有贫血的家族史；
- Michael 是希腊人（地中海地区，尤其是男性，30%以上的人患葡萄糖-6-磷酸脱氢酶缺乏症）；
- Michael 很可能患葡萄糖-6-磷酸脱氢酶缺乏症，并且由于感染或服用抗生素（或二者兼有）引起了急性溶血。

方法 4. 列出关键词或概念

在开始构建机制之前，思考这 7 个问题，研究每个问题的时候，写下用来阐述这些问题和构建机制的关键词：

1. 在机制中想要包含什么关键问题？
2. 是什么因素导致了 Michael 的症状？
3. 有没有哪些基因或环境问题引发了这些症状？
4. 导致这些症状的首要生理、生化或病理变化是什么？和这些变化相关的关键词和科学术语是什么？
5. 除了这些首要变化，还有哪些次要变化？
6. 这些变化的病理过程是什么（如：炎症、退化、创伤、机械性、免疫性、肿瘤、中毒、坏死、肥大、萎缩等）？

就 Michael 的病例我们能想到的关键词有：

溶血
葡萄糖-6-磷酸脱氢酶缺乏症
谷胱甘肽
细胞膜
氧化物
氧化应激
X 染色体
抗生素
遗传
贫血
携氧量减少
肺泡的气体交换（肺）
红细胞中血红蛋白过度流失
红细胞正常的半衰期
循环
胆红素
乏力
胆绿素

胆红素与白蛋白结合
肝
胆红素的摄取
循环中胆红素增多
肝功能
非结合胆红素
眼睛的巩膜
染色
黄染
肌肉供氧减少
机体细胞供氧减少
代谢降低
疲劳、乏力
供能物质减少
呼吸反射
交感神经兴奋
脉搏快
心输出量
循环加快
毛细血管血流量减少（面色苍白）

➡ 方法 5. 为构建机制做计划

计划是构建一个合理的、结构好的机制的关键。要做到：
- 构建一个合理的机制来描述整体和细节；
- 用基础医学知识解释患者的症状和体征；
- 排列机制中不同部分的流程；
- 有逻辑地表达信息，加强对所学知识的理解和批判性思维；
- 显示对机制中概念的深刻理解；
- 协调组成机制的不同部分（例如：诱因、病理生理改变、结果、理由等）。

➡ 方法 6. 从诱因开始

机制中经常忽略的一个部分是和最终假设直接相关的、导致患者疾病的因素。诱因通常在病例中出现，可能包括：

环境因素；
工作环境和职业风险；
基因背景和家族病史；
接触传染源；
国外旅行；
爱好、纹身；
创伤、损伤、骨折；

吸烟、非法使用毒品、饮酒；

引发血管疾病的危险因素，如肥胖、高血压、高胆固醇/甘油三酯血症、家族病史、糖尿病；

药物作用、过敏；

社会心理问题；

年龄、性别和患者的背景；

既往史。

在 Michael 的病例中，可以考虑以下影响因素：（1）来自希腊的青年男子；（2）伤口感染、服用抗生素；（3）有贫血家族史（葡萄糖-6-磷酸脱氢酶缺乏症？）。

▶ 方法 7. 确保机制反映出知识的整合

机制的主要目标之一就是展示从各种资源中学到的知识和最终假设相结合的能力。这一点应该在关键词、所发现的概念和从机制中表现这些概念的方式中体现出来。可能涉及的学科有解剖学、生物化学、遗传学、组织学、免疫学、医学、微生物学、儿科学、病理学、药理学、生理学和心理学。有的病例可能还会涉及公共卫生问题或伦理道德问题。

▶ 方法 8. 从系统、器官、细胞及分子水平进行阐述

解释机制中包括的病理生理变化应该展示有意义的内容，因此，有必要讨论身体系统、器官、细胞和分子水平的变化。大多数机制需要讨论具体细节。然而，如果提出的机制是终结性评估要求的答案，就要仔细阅读问题，并考虑到底需要做到何种程度。从分配给每个问题的时间或分值中找到线索：如果每个问题的分值是 5～6 分，那就不需要涉及细节；不要让所做的机制过分繁琐；1～2 个重要的细胞变化就应当足够了。

▶ 方法 9. 解释症状和体征

机制的目的之一是解释患者的症状和体征。机制的这一部分应该：
- 解释患者每个症状和体征的基础医学原理；
- 强调患者表现出的症状之间的关系；
- 描述患者的症状和体征的内在病理过程。

▶ 方法 10. 解释检查结果

构建的机制还应当可以解释检查结果。这部分机制应当可以解释：
- 生化检验中的变化；
- 组织学和细胞学的变化；
- 放射影像的变化（如 CT 和 MRI 扫描、超声心动图、核医学研究、超声波、X 线）；
- 心电图变化；
- 血液变化。

解释的方面应当是：
- 变化的本质；
- 这些变化的理论基础；
- 这些变化可能带来的后果。

➔ 方法 11. 确保没有走捷径

如何发现机制中有走捷径的地方？在检查机制时自问以下问题：
- 在机制中有哪些地方很容易解释？
- 可以再增加哪些概念就能更好地理解疾病的发病机制？
- 有新的信息可以更好地解释出现的问题吗？

➔ 方法 12. 检查和修改

检查和修改机制时应注意以下几点：
- 不合逻辑的流程；
- 问题不清晰；
- 过于繁琐、信息不平衡；
- 互相矛盾；
- 可以改进的领域；
- 要增加的新信息；
- 需要省略的多余信息；
- 概念间的错误和不恰当的关联；
- 机制中需要描述的目标。

练 习

下列练习测试你对上述方法的理解。练习二给出了一个参考答案。

练习一

请用上述方法完善下面的机制：

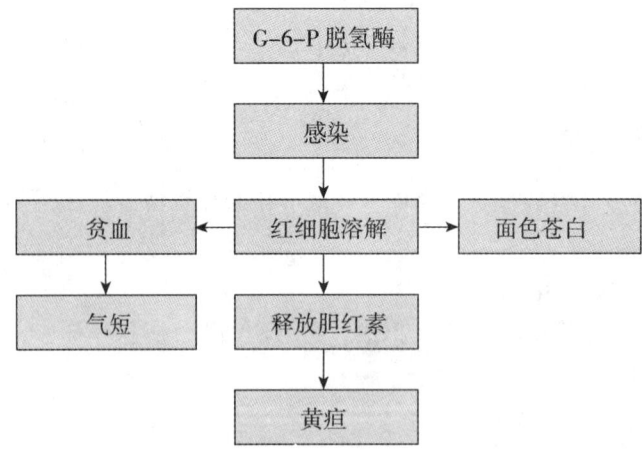

练习二

请用下面的关键概念给 Michael 的病例构建一个机制。要求是使用方框图组织信息和显示相互间的关联。

参考答案

　　Michael 可能患葡萄糖-6-磷酸脱氢酶缺乏症（G-6-PD 缺乏症），基因位于 X 染色体→影响碳水化合物的新陈代谢（磷酸己糖旁路）→还原型谷胱甘肽（GSH）生成障碍（通常负责血红蛋白和红细胞膜的稳定性）。

　　发生细菌感染＋氧化剂（抗生素）→增加破坏红细胞膜的可能性（由于缺乏 GSH）→干扰红细胞的膜结构→溶血，红细胞（RBCs）数量减少（RBCs 的正常半衰期是 120 天，通常它们是被脾、肝和骨髓中的巨噬细胞破坏）→释放大量血红蛋白到血循环中（超出了肝的处理能力，肝脏通常负责处理血红蛋白）→释放出的血红蛋白被分解为两种主要成分（珠蛋白和血红素）→血红素被分解为铁离子（Fe^{3+}）和胆绿素（一种绿色的天然色素）→胆绿素被降解为胆红素→胆红素与（血浆）白蛋白结合，后者是一种载体蛋白，被输送到肝细胞（肝实质细胞）→肝细胞摄取胆红素，胆红素在肝细胞中形成结合胆红素→结合胆红素是水溶性的，被分泌到胆汁中→但在此病例中，大量的非结合胆红素同时聚积到患者的血液中→非结合胆红素在患者的血循环中增加→过量的胆红素在眼睛巩膜中的弹性组织中沉积。

　　红细胞的过量溶解→红细胞数量减少→血红蛋白的氧气承载量减少→肺泡中的气体交换减少，不同身体细胞中需要产生能量的氧气输送减少→乏力。

　　同样，大脑缺氧也会导致疲劳。

　　由于患者血氧浓度降低→反射刺激和交感神经兴奋→通过交感神经给心脏的神经冲动增加→心动过速（心率增加）和缺氧导致代偿性血循环加快。

　　反射刺激延髓的呼吸中枢，使控制呼吸系统的交感神经的兴奋性增加→浅呼吸导致呼吸频率加快（感到气短）。

　　可以用图表勾画出发病机制（图 6.3）。

小　结

　　在 PBL 小组讨论中构建图表式的机制有许多教学意义。在第一次讨论课中通过构建机制达到的教学目的和在第二次讨论中达到的教学目的不同。在第一次讨论课中，应该加强推理能力，学会把学过的知识应用到一个新病例中，学会识别知识中的欠缺和定义学习主题，理解掌握基础医学知识和改进小组中的交流技巧。在第二次讨论课中，目标是整合各学科的知识以及理解病例中社会心理因素的影响。需要考虑病史中危险因素的作用。反思病人的问题、临床表现、异常检查结果的理论基础，还需要改进从系统至细胞不同水平上，逐步解释病理生理改变的技巧，不走捷径。使用上述 12 个方法可以使你有机会构建一个完整的、合理的、有意义的机制。

拓展阅读资料

　　（略）

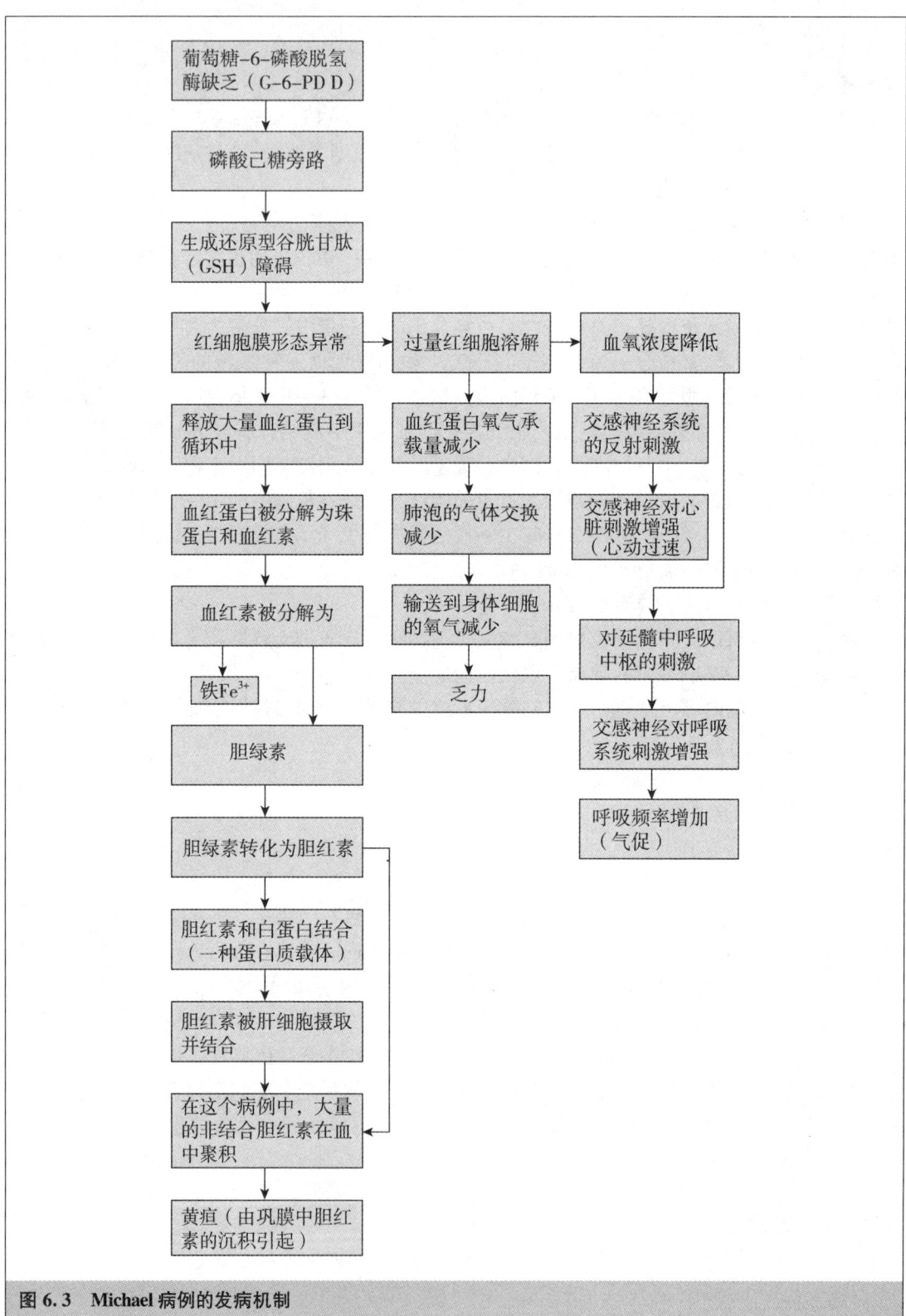

图 6.3 Michael 病例的发病机制

第七章

有效利用学习资源

> 求知是人类的本性
> ——Eristotle

导　言

　　找到学习所需的资源是成功的关键之一,更重要的是如何有效地使用这些资源,在已有知识的基础上进行新知识的构建。随着当今科学和医学知识的急速发展和电子资源的应用,查找信息并不困难。科学、医学和卫生信息的广泛传播使人们更容易获得这些信息,学习者的学习重点也随之发生了重大变化。现在的问题是:如何选择所需要的最佳资源、如何使用新信息回答问题及如何把新知识和已学过的知识联系起来。

　　在 PBL 课程中非常强调病人和以病人为中心的医疗。因此,在选择资源的时候,重点是要思考和案例有关的基础医学知识,优先考虑病人;目的不仅仅是收集有关医学知识的信息,还需要考虑案例中能够帮助理解有关生物伦理、社会心理和文化方面的问题。用这些方面的资源加强人文知识、培养交流技能、增进对行为医学、疾病心理学和社会问题的了解。

　　除了在这些方面寻找资源(见附录 A、B),我还建议阅读有关以下内容的书:患者和医生的故事、全科医师的工作、病人传记、疾病故事、新出现的伦理问题,这些阅读会使你广泛地理解医学和学习中需要考虑的一系列问题。参看下列"拓展阅读"。尽管这些书和文章值得推荐,但你的主要资源还应该是学校提供的教学大纲。应该在开始学习时就阅读,并在整个学年中都留一个备份以便随时参考。

教学大纲

　　教学大纲(*subject guide*)是一个由课程负责人和学校教育处为帮助学生学习准备的资料。教学大纲通常是打印出来的资料或是可以从学院网站下载的电子文件。教学大纲可以做到以下几点:
- 提供课程的框架和课程的总体要求;
- 提供课程名称和教学目标;

拓展阅读：

书

Hawkins AH. Reconstructing illness: studies in pathography. West Lafyette, Indiana. Purdue University Press; 1993

Kushner TK, Thomasma DC, eds. Ward ethics. Dilemmas for medical students and doctors in training Cambridge: Cambridge Uniersity Press; 2001.

Toombs SK. The meaning of illness: A phenomenological account of the different perspectives of physician and patient. Boston: Kluwer; 1992.

文章

Jones AH. Narrative in medical ethics. West J Med. 1999; 171 (1): 50-52. Online Available: www.pubmedcentral.nih.gov/articlerender.fcgi?artid=1305740

Tomlin PJ. A memorable incident: When is a spade not a spade? BMJ 1999; 318 (7178): 256. Online: available: www.bmj.bmjjoumals.com/cgi/reprint/318/7178/256.pdf

Maguire P. Pitceathly C. Key communication skills and how to acquire them BMJ 2002; 325 (7366): 697-700.

- 提供教育资源和网上资源；
- 提供一个帮助学生安排自主学习和有效利用时间的管理工具；
- 提供利用学习资源、查找信息、提出开放式问题和使用所学信息解决新问题的方法；
- 帮助学生应用符合所学课程要求的学习方法。例如，在 PBL 课堂上，学生需要采取一种培养自主学习和合作学习能力的学习方法。

在大多数 PBL 课中，学校不会在学年初就把案例放在教学大纲中发给学生。案例按周提供，学生们不会提前收到有关案例目标的信息。他们得到的唯一线索就是学期中或学年中的整体教学安排。然而，在混合 PBL 课程中（PBL 学习和其他学习方法混合使用的课程），学生们可能会在每学期初就得到案例。

教学大纲中的主要内容

教学大纲可能涉及以下内容：
- 课程的总体目标和预期结果；
- 课程体系和基本原理；
- 时间安排；
- 学生辅导员、教师、学术顾问和课程负责人的联系方式；
- 考核要求、方法和实例、考核的能力、考核分数的比例分配、形成性评估和终结性评估的时间；
- 推荐的多媒体、教材和在线学习资源；
- 学习方法、如何充分利用课程的建议；
- 有关学习方法的资源，如 PBL 课程中进行成功讨论的建议。

有效利用教学大纲

- 在学年初让自己充分了解教学大纲；
- 着重标出一学年中可能需要参考的关键信息；
- 阅读预期学习成果和课程的整体目标；
- 在反思日志中写下你的思考和计划（见第九章）；
- 开始计划采用与 PBL 课程体系相协调的学习方法。在这一阶段，不需要写任何细节，随着课程的进展，你将能够在反思日志中加入你的思考和行为，并且会对学习重点和需求有更多的了解；
- 了解可能要用的各种学习资源；
- 整理电脑文档（见第八章）；
- 把教学大纲（及以后的大纲）和本书放在一起；在最初的两年中你都需要用到它们。

学习方式和学习资源

研究发现学生在使用学习资源时会表现出如下学习方式：

1. *肤浅学习者*

   专注于事实记忆，不求甚解；

   不会把所学的知识应用到实际问题当中；

   不了解所学知识的主要原理；

   认为学习是强加给自己的任务；

   不会把新知识和以前所学知识联系起来；

   在寻找学习主题时和同伴相比使用资源不够。

2. *深度学习者*

   努力理解文字背后的意义；把理解放在首位；

   总能精确解释学过的概念和基本原理；

   会构建从不同资源获得的信息；

   理解概念间的关系并能发现所学知识中的关系；

   构建在已有知识基础上获得的新知识；

   会整合所学的知识；

   研究新问题时专注于概念和基本原理；

   在查找新信息时问自己需要关注哪些问题；

   遇到新知识时思考新问题；

   权衡收集到的支持观点的证据；

   能够分析新信息和做出结论。

3. *策略学习者*

   有实现目标的动力并想办法实现目标；

   能合理安排时间，学习有计划；

   对课程目的和考核目标很清楚；

   研究学校提供的评估信息，了解要考核的能力、考核方式和考核结果的构成；

用教师提供的反馈促进学习，改进态度；

专注于主要原理和核心课程；

用以前的考试预测问题。

4. 终身学习者。这类学习者具有深度和策略学习者的素质。而且能够：

为将来的学习提前做计划；

渴望学习新技能和获得新知识；

有效利用学习资源；

思考所学的知识并愿意与他人分享；

表现出可教育性，有可以被教育的能力。

5. 创新学习者。这些学习者能够创造出新东西，引起行业的变化，给社会带来新的有用的东西。医学史中有许多这样的例子：许多医学生在本科阶段就有了新的发现。

PBL 课程中的资源

在 PBL 课程中，需要使用几种资源来构建学习主题、加深理解。这在第一年的前几周可能会很有挑战性，会有很多顾虑。在 PBL 课上我教过的学生就提出过以下的问题：

"我高中时从来没有同时从几个资源中学习知识。"

"我过去学习都是一门课程一本教材。"

"现在没有整合的教材，我需要自己整合知识，构建和学习主题有关的新信息。"

"我不知道该如何同时使用几种资源。"

"我应该在自主学习上花多少时间？"

"我该怎么复习考试？是不是考试前我得把所有东西都看一遍？"

"我该怎样选择资源？有鉴别好资源的方法吗？"

"我该怎样利用这些资源准备学习主题？"

"我能记住从所有这些资源找到的信息吗？"

"我该怎么做才能掌握这项技能？"

可能会有类似的问题，其中一些问题的答案在第四、五章中可以找到。在本章中，我会提供更多的细节展示使用多个资源是一项可以掌握的技能。开始之前，我想先告诉一些在准备学习主题时使用多种资源的好处。

- 有一些概念很难理解，通过使用多种资源会发现问题的其他方面，这会有助于理解；
- 能够看到事物之间的关系，例如，机体细胞、器官的结构和功能；正常功能和病理发展过程；
- 能够看到问题的不同方面；
- 能够为自己的观点提供证据；
- 所有的资源不会都提供同样的东西。一些资源将会提供知识和细节，其他资源会提供三维模型、动画、临床应用或自我评价的问题。通过使用不同资源，对自己的准备充满信心并能够按要求深入地讨论问题，用有意义的方式构建所学的信息（画一个图表）。这样做会使所获得的信息更长久地留在脑海里。

学习纲要

学习纲要（*schema*）是一种有利于记忆的构建知识的过程。我们需要将信息条理化以便记忆和回顾。当所学知识具备以下特点时，这一构建过程会得到强化：
- 知识由学习者构建；
- 与学过的知识有联系；
- 以一种有组织、符合逻辑的、有意义的方式构建；
- 可以回答学习者的问题；
- 包含临床应用；
- 解释和说明。

我认为使用资源的数量并不是深入学习和提高学习技能的关键，更重要的是掌握资源的用途以及哪些资源更适合学习方式，以此来合理使用资源。以下是可以在 PBL 课程中使用的一些资源：
- 纸质教材；
- 电子教材；
- 期刊和综述性文章；
- PBL 案例；
- 教育网站；
- 大课笔记；
- 大课的幻灯片；
- 互动的多媒体；
- 医学词典；
- 解剖图；
- 药物学和治疗手册；
- 查体的影像学资料；
- 互动题库；
- 自主学习时积累的知识和笔记；
- 小组讨论的总结；
- 患者教育资源（如网站、小册子等）；
- 临床查房；
- 反思日志、档案；
- 实习课和教师的学科指导；
- 大课和讨论会的录音；
- 学生管理系统；
- 尸体、解剖的标本、病理学标本；
- 大课笔记和总结。

有大量的数据库可以帮助在电脑上找到合适的研究和综述。例如，MEDLINE 数据库从 7300 多个国际生物医学杂志中收录了 1100 多万个引文。要想从中受益，首先要掌握例如上网和使用电邮这样的电脑操作技术。

美国国家医学图书馆（NLM）负责使每个可以登录 MEDLINE 的人免费获得医学知识。

MEDLINE 是由 1879 年创立的 Index Medicus 发展而来的。NLM 首次在 1964 年使用电脑是为 Index Medicus 的印刷做准备。1971 年，MEDLINE 数据库被用于网上搜索。1986 年，Grateful Med（后来逐渐被淘汰）开始允许人们直接从个人电脑中搜索 MEDLINE。从那时起，其他数据库也逐渐开始为医学、卫生、生物医学工作者和学生提供服务。表 7.1 总结了经常使用的数据库。

表 7.1　医疗卫生保健和生物医学行业常用的数据库

数据库	供应商	方式	网址	评论
PubMed	美国国家医学图书馆和国立卫生研究院	免费	http://www.ncbi.nlm.nih.gov/	搜索项目： 主题 作者 杂志
HighWire	斯坦福大学 High Wire 出版社	免费	http://highwire.stanford.edu/	HigWire 收录了最多的、同行评议的免费内容，其中在线杂志 1000 多本，全文文章 4 300 000 篇。在 200 种最常引用的杂志中，HighWire 通过与不同合伙人合作，拥有其中的 71 种。
OVID	Wolters Kluwer，阿姆斯特丹	会员	http://www.ovid.com/sites/index.jsp	OVID 始建于 1988 年，是覆盖全球的信息供应商。在美国，93％的医学图书馆和 97％的教学医院使用 OVID。OVID 为医学、科学和学术领域的临床医师、专业人员、学生和研究人员提供内容和服务"定制"的解决方案。
Google Scholar	Google	免费	http://scholar.google.com/	提供广泛搜索学术文献的简单方法。涵盖多学科的资源，如来源于学术出版社、专业协会、知识库、大学和其他学术组织的同行评议论文、毕业论文、书、摘要和文章。

研究文献的意义

- 获得某个特定领域的最新知识；
- 加深理解；

- 弥补教材和其他资源的不足；
- 采用以事实为基础的方法；
- 培养自主学习能力；
- 学习如何解释结果和评估研究结果的意义。

期刊和文献综述的局限性

- 问题太专业，阐述过于详细，可能超出了本科课程的要求。关注点通常比较深，涉及面窄，因此不能展示 PBL 所需的知识广度；
- 分别侧重基础医学或临床医学。不能发现两者之间的关系；
- 研究结果可能得不到其他研究者的支持并且文章中的观点也可能是有争议的；
- 文献综述篇幅很长，读起来会很费时间；
- 大多数研究文章中的研究方法通常很复杂，很难理解。统计方法和结果的解释可能会使其变得更复杂。对那些在研究方法、统计分析和数据解释方面知识有限的一年级学生来说尤其具有挑战性。要克服这一挑战，大多数 PBL 课程在第一年为学生提供了和他们的需求相关的期刊文章。然而，随着学生的进步，他们要自主选择学习需要的文献；
- 有些综述讨论的问题是理论性的，不会帮助学生修改他们的假设或达到清晰的、有意义的学习目标。

搜索文献的目的

从 PBL 学生的角度看，搜索文献的主要目标是增加学生在学科方面的知识，并填补知识中的空白。文献搜索可以促使学生对已发表文章进行独立的、批判性的评价，学会选择适合自己的学习资料，这也是培养学生自主学习能力的重要组成部分。随着学生不断进步，需要应用基于证据的方法来进行选择。大多数教材在这方面都存在不足，阅读文献（如：The Cochrane Collaboration and the Cochrane Library—http：//www.cochrane.org/reviews/clibintro.htm）会更多地了解到以下信息：①可获得证据的类型和水平；②评价证据的研究过程；③帮助患者做决定；④证据带来的变化。

文献搜索会帮助：
- 了解目前对某个特定概念和研究问题的理解；
- 懂得不同研究之间的差异可能是不同研究方案、不同研究方法和不同内在条件的结果；
- 学习如何辨别对同一个研究问题的不同观点和自己的观点；
- 学习如何证明自己的观点。

成功的文献搜索

在开始搜索之前，先让自己熟悉不同的文献数据库。例如，可以阅读以下网址：PubMed Help：http：//www.ncbi.nlm.nih.gov/books/bv.fcgi？rid＝helppubmed.chapter.pubmedhelp 或 PubMed Online Training，PubMed Turorial：http：//www.nlm.nih.gov/bsd/disted/pubmed.html。

表 7.2　PubMed 数据库的搜索步骤

步骤	举例	动作	该做的事	不该做的事
1. 在研究问题中找出关键概念	写出关键词，如"pathogenesis of aortic stenosis"	关键词为："pathogenesis"、"aortic stenosis,"把这些词输入到搜索框中按输入键	用大写的 AND, OR 和 NOT 连接术语；用引号把一些词连成短语，从而可以把它们当作一个单词查找	如果输入"pathogenesis AND aortic stenosis,"可以检索到 10,000 个引用；如果输入"pathogenesis AND aortic AND stenosis,"可以检索到 9,000 多个引用（也就是说更集中在题目上）
2. 用星号（*）标出未知信息	搜索'pathogenesis'	关键词为：'pathogenesis *'按输入键	使用星号（*）可以找到和星号前的术语一致的术语，无论后面跟的是什么字母。搜索包括"pathogenesis"，"pathogenesin"，"pathogenesic"和"pathogenesity"	这种搜索可以用来进行专门的搜索。在 PBL 搜索时没有帮助。
3. 按作者搜索	查找作者是 John A Smith 的文章	关键词为"Smith JA"	键入："Smith JA"按 limit tab 键只使用"Author"搜索。或者可以键入"Smith JA [au]"。	以下的条目不会有帮助："Smith John"或"John A Smith"
4. 按期刊名称搜索	查找 Medical Teacher	关键词为："Medical Teacher"	在搜索框中输入完整名称："Medical Teacher"或题目缩写"Med Teach"或 ISSN 号："1466-187X"。如果需要知道题目缩写或杂志的 ISSN 号，输入完整题目，并使用搜索标签"Journal"。然后按输入键。	PBL 学习主题搜索不太需要搜索某个特定的杂志

有效利用医学词典

医学和卫生相关学科词典是 PBL 课上使用的最主要的资源之一，大多数采用 PBL 教学方式的大学都为每个 PBL 教室提供了一套学习资源和教材，包括一本医学和医疗卫生相关学科词典、解剖图谱、药物治疗手册、一套教材（详见附录 B）。一些大学还在 PBL 教室中提供了这些资源的电子版,教师会鼓励学生一旦遇到新的医学或科学术语就要使用词典,讨论术语的含义并把所学的信息和案例联系起来。医学词典可以提供大量的信息,而不仅仅是医学术语的定义和使用。在 PBL 讨论课上使用医学词典的好处可以总结为以下几点:

- 理解和案例有关的新术语的常见用法;
- 理解术语的来源(词源);
- 根据查找的术语,理解和案例有关的解剖学、生理学、病理学、生物化学、组织学、免疫学、微生物学、药理学或毒理学的信息;
- 词典提供的信息可能会拓展学生对新术语的理解,使所讨论的话题进一步展开;
- 提供的图表或插图将会帮助学生了解所提供信息的其他方面,而不仅仅是术语的意思;
- 在许多情况下,学生会得到某个和术语有关的疾病的临床应用或表现、症状和并发症;
- 大多数医学词典提供发音指南、复数的变化、国际通用的缩略语、相关参照和同义术语。

表 7.3 总结了在医学和卫生相关学科 PBL 课中常用的医学词典。PBL 教室一般会推荐使用《莫斯比医学词典》(Mosby's),《道兰氏插图医学词典》(Dorland's Illustrated)和《斯戴德曼医学词典》(Stedman's)。《道兰氏便携医学词典》(Dorland's Pocket Medical Dictionary),《韦伯斯特医学词典》(Merriam-Webster's)或《牛津简明医学词典》(Oxford Concise Medical Dictionary)价格合理,推荐医学和卫生相关学科学生使用。每个学生一开始学习就应该有一本自己的词典。

表 7.3 医学生常用的词典

词典	出版社	优点
Dorland's Illustrated Medical Dictionary	Elsevier	本科生和研究生适用的综合、权威、有插图的资源;包含 CD-ROM、PDA 软件和拼写工具
Dorland's Pocket Medical Dictionary with CD-ROM	Saunders	收录医学生所需的所有基本术语,轻便型
Melloni's Illustrated Medical Dictionary	The Parthenon Publishing Group	综合、权威、有插图;本科生和研究生适用
Melloni's Pocket Medical Dictionary Illustrated	The Parthenon Publishing Group	有插图;收录医学生所需的基本术语
Merriam-Webster's Medical Desk Dictionary	Merriam-Webster Incorporated	收录医学生所需的基本术语
Mosby's Dictionary of Medicine, Nursing & Health Professions Australian and New Zealand edition	Elsevier	详尽的插图;满足医学和各类卫生相关领域需求

表 7.3　医学生常用的词典（续）		
词典	出版社	优点
Oxford Concise Medical Dictionary	Oxford	收录医学生所需的基本术语
Stedman's Medical Dictionary for the Health Professions and Nursing Australia/New Zealand edition	Lippincott Williams & Wilkins	综合、权威、有插图；本科生和研究生适用

练　习

以下四个练习考察使用词典的知识和把词典当作研究工具的能力。

练习一

在词典中查找包含下列话题的部分。写下词典中每个部分的名称和页码。在哪里可以找到以下信息：

1. 词典中使用的缩略语；
2. 常用的词干；
3. 符号，例如，希腊字母、家谱中使用的符号、统计中使用的符号；
4. 解剖名词，如：骨、肌肉、动脉、静脉和神经；
5. 元素周期表、温度单位转换表；
6. 单词读音说明；
7. 正常参考值；
8. 成人健康评估信息；
9. 药物及其药理学和毒理学作用。

上面的一些信息只有在一些大型医学词典中才能找到，内容页会帮助发现词典的其他组成部分。

练习二

练习尽快找到单个术语。写下对词典中每个术语解释的理解。

1. Laparotomy
2. Jugular venous pressure
3. Caput medusa
4. Oximetry
5. Caudate lobe of the liver
6. Flexor carpi ulnaris
7. Spider angiomas
8. Basilar artery syndrome
9. Portal hypertension
10. Ataxia
11. Sinus rhythm

练习三

这些缩略语代表什么？
1. PUO
2. pH
3. LE
4. IVC
5. Li
6. Hb
7. HCV
8. AAFP
9. CEA
10. FSH

练习四

找出下列美式拼写词的澳大利亚拼法。
1. Appendectomy
2. Cecum
3. Lipotropic
4. Anemia
5. Hemoglobin
6. Gynecomastia
7. Erythropoiesis
8. Eosinophil
9. Estrogen
10. Pediatrics

有效利用教材

教材是主要的学习资源之一

尽管有局限性，教材还是被课程设计者和学生们认为是学习的主要资源之一，其优点有：
- 教材的编写适合学生的水平；
- 大多数教材按教学框架提供信息，在每一章的最后使用例如表格、流程图和有标注的图像来总结要点、知识或临床案例的应用和考核；
- 一些教材提供有动画的电子多媒体资源帮助学生理解疑难概念；
- 大多数授课教师使用教材备课、准备考核问题；
- 教材兼顾整个学科，教材编写的目的是加强对相关题目的理解；
- 教材通常由多个作者编写而成，而且这些作者都是所涉及领域的权威；
- 教材通常在每章的最后包含有临床实例、案例和应用。

当然，教材也有其局限性，可总结为以下几点：
- 多数教材的内容都集中在某一个学科而没有内容整合；
- 多数教材并不是为 PBL 课程编写的；
- 教材的内容广泛，学生需要学习如何使用；
- 许多教材中的流行病学信息可能很有限或缺乏，但 PBL 案例可能需要这种信息；
- 教材甚至不会教学生如何做不同的诊断、构建所需的信息、权衡每个假设的支持证据和否定证据以及如何选择适合病人的合理的治疗方案；
- 由于多数教材只包含一种专业，缺乏对路径和发病机制的完整讨论；
- 许多医学教材在循证医学领域存在不足。

正因为存在这些局限性，我们除了教材还需要查找其他资源，这也说明了在准备学习时查找多门学科教材的重要性。

比方说你正在为一个Ⅱ型糖尿病和高血脂案例（血清胆固醇和甘油三酯升高）准备学习主题。你的小组发现的学习主题之一是"油脂是如何在人体内运输的？"

在开始之前我想先问几个问题：
- 如何开始？
- 选择哪些教材？为什么？
- 搜索资料时，要选择什么关键词？
- 首先使用什么教材？
- 怎样处理这两个任务？
- 考虑过这些问题之后，就可以继续做下一个题目了。

练习五

1. 阅读 2~3 本教材中涉及Ⅱ型糖尿病和高血脂的章节；
2. 总结所学过的关键信息，确保信息中有不同油脂在人体内输送的参考资料。

利用教材促进学习

第一步
- 思考关于这个题目的信息，并把它们写下来；
- 写下教材中可能会涉及的和这个题目有关的信息；
- 写下和这个题目有关的关键词。

第二步
- 用发现的关键词在书的索引中找出和这个题目相关的条目。在一些书中某些页码被加黑，意思是关于这个题目的大部分信息都可以在这些页中找到；
- 在笔记本右上角记录找到的信息；
- 在目录中查找索引提供的页码，查看所在的章节，查看这些章节和要研究的题目是否相关。

第三步
- 查看涉及这个题目的章节；

- 首先查看每章中的大标题以便更好地理解所涉及的问题，再看副标题；
- 查看表格、流程图和图表，阅读这些表的说明。表格、流程图和图表是最重要的总结，是作者想要读者关注的部分。

第四步
- 直接找到每一章最有用的那一部分；
- 查看每一段的第一句话：题目通常会在这一段的第一句话中陈述。这一方法可以帮助找到文章的主题；
- 自问是否已经找到了问题的答案。如果答案是肯定的，记录下你的发现；
- 写下需要知道的其他信息；
- 在其他部分和章节继续这一过程。

第五步
- 根据查到的信息构建自己的材料——图表、表格和流程图；
- 构建的材料应该反映对所阅读内容的理解。

可能选择了生理学、生物化学和医学教材作为搜索对象。这些学科当中的任何一本教材都可以。决定要搜索的关键词可能包括：
- 油脂输送
- 胆固醇
- 甘油三酯
- 脂蛋白
- 高血脂

也可能早已查阅过医学教材，对这个题目已经有了整体了解，之后又查阅了生理学和生物化学教材以便得到更多的信息（见第五章）。

练习六
- 总结在所选教材中学到的关键信息；
- 还愿意使用其他资源吗？还会选择哪些资源？为什么？

以下是"脂类是如何在人体内转运的？"这个问题的几种答案：
- 甘油三酯（TG）和胆固醇主要在肝脏中合成。如果甘油三酯和胆固醇超出了肝脏的容量，那么肝脏就会把油脂释放到血液中，成为低密度脂蛋白（apoB-100 和 apoE）；
- 在极低密度脂蛋白和乳糜微粒中的甘油三酯在毛细血管表面被脂酶水解，结果生成了中密度脂蛋白；
- 低密度脂蛋白（LDL）在血液中携带胆固醇并把胆固醇输送到周围组织；
- 高密度脂蛋白（HDL）从将要死亡的细胞和细胞膜中带走胆固醇（被称为逆向的胆固醇输送）。这些胆固醇被高密度脂蛋白中的酰基转移酶酯化后被高密度脂蛋白输送回肝脏。

练习七
- 这个摘要中的主要问题是什么？
- 这个材料该怎样改进？

陈述从多种学习资源获得的信息

- 重点放在理解上；
- 使用表格、流程图和图表构建新信息；
- 清晰地陈述疑难问题，以便记住它们；
- 关注关键概念，避免累赘信息；
- 考虑临床应用。

在附录 C 中可找到练习 6 中问题的更好答案。

有效利用网络资源

在过去的二十年间，网络已经从学者和政府官员之间交流信息的有限网络变成了一个全球交流系统，这一变化已经给医学实践和医学教育带来了重大变革。作为医学生，应该学习现在和将来可能出现的网络医疗（把网络应用到医学实践的过程）和医学信息学（根据维基百科，医学信息学是信息科学、计算机科学和卫生保健的交叉）知识。在本科学习期间，必须培养自己在这一环境中工作的能力。原因是：

- 医学、卫生信息和研究的迅猛发展意味着所有医疗卫生工作者在毕业之后都需要不断学习和更新知识；
- 病人会带着从互联网得到的信息看医生。医生应该做好准备回答他们的问题，解释他们提供的信息是否准确，并指导病人使用适当的信息或教育网站。许多医生和卫生保健工作者已经建立了自己的网站，并把网站链接到当地官方医疗和保健机构，这样利于指导患者获取准确信息；
- 电子案例是发展趋势。治疗小组的每个成员都可以很容易地从这些记录中了解患者的病史、检查结果、管理情况和以往的治疗情况；
- 远程医疗的增加：远程医疗就是当医生和患者相距很远的时候通过电话、卫星技术或电视电话等远程技术提供医疗服务；
- 在医学和卫生保健教育的会议中使用远程技术。

一个好的网站有哪些特点？

很多学生发现很难确定哪个网站可以提供可靠信息。表 7.4 中的标准可以帮助识别适合需求的可靠的教育网站。

参考附录 A，从以下几个方面查找教育网站的路径：

- 临床教育资源；
- 医药信息资源；
- 生物医学资源；
- 临床案例和病理影像；
- 肠胃内镜检查；
- 医学词典；
- 一般资源。

表 7.4 评估有用的教育网站的标准

项目	评估问题	结果
1. 教育影响	网站是由谁负责的？ 网站通过医学或科学机构认证了吗？ 学校或科学机构推荐使用该网站吗？ 网站的组织结构是否合理、容易查找吗？	确保发行者提供了姓名、地址和版权信息。 由大学和国际科学机构推荐的网站通常质量都很好。
2. 目的	网站的目的是什么？ 它提供什么信息？ 网站提供的细节到什么程度？ 网站提供的信息和网站目标一致吗？ 网站是否有很多广告？	重点放在广告上的网站不太可能是有用的教育网站。
3. 信息的质量	由谁负责撰写信息内容？ 信息的作者是这个领域的专家吗？ 信息内容经过编辑和同行评议吗？ 每篇文章最后都有参考文献吗？ 这些文献是来自同行评议的杂志吗？ 作者们在写作中使用了科学方法吗？ 信息内容是原创的吗？ 内容经过评估了吗？ 信息中有语法错误吗？ 图表和医学影像是原创的吗？	查找作者的资质。 查找主要编辑和同行评议者，并查看他们是否是所涉及领域的专家。 有文献和同行评议的文章在教学方面很有用。一些网站提供关于作者的详细信息、作者成就和其他出版物的简要介绍。
4. 信息的更新	网站最后一次更新是在什么时候？ 网站内容是否连贯？ 文章中的参考文献是最新的吗？ 链接可以用吗？ 信息过时了吗？	有用的网站会用当前的文献进行更新。

使用计算机辅助学习（CAL）资源

计算机辅助学习有许多不同的名称：计算机辅助教学、基于计算机的学习和多媒体 CD-ROMs 等，这些名称的意思都一样。PBL 课中的计算机辅助学习资源可以：

- 辅助学习和理解疑难概念（例如使用三维肝结构和动画解释肝、窦状隙、胆汁及肝细胞的窦状隙和微管区域的双重供血）。这些概念从教材中可能很难理解；
- 扩展所学的概念。大多数 CAL 课程是互动的，学生们通过参加活动展示对所讨论概念的理解，练习完成后会有答案和反馈帮助提高学习者的能力；
- 使学生可以在已知的基础上增加新技能和知识，培养课程中固有的认知技能。有些计算机辅助教学课程的设计和 PBL 原理一样，包含了 PBL 案例。通过参加这些课程，学习者能够改进他们的学习和解决问题的能力；
- 促进理解和 PBL 案例有关的基础医学知识和具体细节。大多数 PBL 案例提出的问题需要理解基础医学知识。例如，囊状纤维变性的案例可能需要了解气体交换、囊状纤维变性的遗传基础和疾病的分子生物学原理。通常在 PBL 的讨论课上没有足够的时间讨论这些细节，所以通过计算机辅助教学学习这些概念对学生的学习可以起到补充作用；
- 整合基础医学和临床医学的知识。大多数计算机辅助教学的课程都是整合的，并会促进基础医学知识的应用；
- 促进循证学习。包含循证学习的计算机辅助教学课程是非常有用的资源，它们通常包含一些模块，这些模块利用临床实践来促进学生：①对问题的识别；②提出恰当的问题；③搜索支持证据以回答所提出的问题；④对证据的批判性评估；⑤反思从案例中学到的知识。这些计算机辅助教学课程是对 PBL 课程和临床课程的补充。

好的计算机辅助教学资源有哪些特点？

学生们通常发现很难选择适合自主学习的计算机辅助教学课程，不知道使用这样的课程是否会对他们有所帮助。以下的标准应该会给学生们一些指导。有用的计算机辅助教学课程的特点如下：
- 为 PBL 课程设计；
- 是互动的，给学生提供机会完成任务、解决问题、构建模型并能回答问题；
- 整合基础和临床科学；
- 提供最新的、有吸引力的内容，并对使用者提供清晰的指导；
- 提供反馈促进学生学习；
- 在其开发的不同阶段，有学生和研究人员进行评估；
- 提升学习者的认知技能；
- 使用动画、三维模型和 PBL 案例促进学习。

小　结

在 PBL 课上可能遇到的挑战有：查找学习所需的资源，培养有效使用资源的技能并构建现有知识。本章介绍了迎接这些挑战所需的关键技能。只有把知识的每个部分付诸实践后知识的学习才算完整。从教学大纲开始，标明在这一年中可能需要重视的关键点，在反思日志中记录下本学期的计划，使自己熟悉可能会使用的各种资源。学习如何搜索 MEDLINE 或其他医学、生物医学和卫生保健数据库。目标不仅仅是发现学习资源，还要能批判性地评估已发表的文章，选择合适的资源以促进学习。需要评估所提供的证据，以及为评估证据所做的不同类型的研究。掌握这些技能能够区分对同一个研究问题的不同观点和自己的观点，并为自己的观点提出合理的解释。另外，还需要整合知识，从多个资源中构建新信息。

拓展阅读材料

（略）

循证学习

在整合的 PBL 医学课程中需要解剖课吗？一、二年级学生的观点

墨尔本大学医学院 PBL 课程的引进不但要求减少课程，而且限定了解剖课标本解剖的课时。在这门新课程中，学生利用 PBL 讨论课、实习课、解剖标本、计算机辅助学习多媒体和几节解剖操作课来学习不同身体系统的解剖学。这一研究的目标是：①评估一年级和二年级医学生对学习解剖学时解剖标本重要性的看法；②评估学生的观点是否受到如性别、学科背景和国籍等人口学因素的影响；③评估哪些教育工具在他们学习解剖学时帮助最大，以及解剖标本是否能帮助他们更好地理解解剖学。方法：选修医学课程的一年级和二年级学生参加了这一研究。学生们填写 Likert 5 分量表问卷。数据通过 Mann-Whitney's U test，Wilcoxon's singed-ranks 或 Chi-square 值检验进行分析。结果：一年级和二年级学生的问卷回收率为 89%。和二年级学生相比，一年级学生认为解剖标本有利于他们深入理解解剖学（$P<0.001$）、使学习变得有趣（$P<0.001$）和使他们接触到急救程序（$P<0.001$）。另外，与其他方法相比，他们更喜欢解剖标本。一年级学生把解剖标本（44%）、教材（23%）、计算机辅助学习（CAL）、多媒体（10%）、自主学习（6%）和教师讲课（5%）列为学习解剖学时最有价值的资源，而二年级学生则认为教材（38%）、解剖标本（18%）、预先解剖的标本（11%）、自主学习（9%）、教师讲课（7%）和计算机辅助教学（7%）是最有用的。两组都不特别喜欢预先准备的解剖标本、计算机辅助学习多媒体或解剖标本时教师的授课。结论：无论性别、学术背景、国籍，一年级和二年级的学生都感到解剖课上的时间不够用。学生们一致认为解剖标本加深了他们对解剖结构的理解，给他们提供的立体结构可以帮助他们回忆以前的知识。尽管随着这门课程的进展，他们对解剖标本重要性的看法有所改变，但好的解剖教材被认为是学习解剖学的绝好资源。有趣的是，教授解剖时运用的一些革新手段例如互动多媒体资源并没有改变学生们认为解剖标本很重要的看法。

更多信息，请见：http://www.springerlink.com/content/1279-8517/

经出版者同意改自：Azer SA, Eizenberg N. Surg Radiol Anat 2007；29 (2)：173-180. Epub 21 Feb，2007.

第八章

培养学习技巧及态度的关键

> 当今的体制正在促使各种思想认识、价值观和各方看法日趋相同,如果我们珍惜观点的独立,对这种趋同现象有反感的话,那么我们会向往营造出可以培养独特性、自主性和自发学习的环境。
>
> ——Carl Rogers

导 言

学好医学或卫生相关课程并不取决于在课程中学到了多少知识及掌握知识的质量,也不取决于如何把知识应用到实际场景当中,而是取决于在本科阶段培养起来的能力、技能和态度,只有这样才能在毕业后从事医疗卫生工作时应对各种挑战。

态度是一切事情的基础,是掌控命运和职业生涯的关键。首先要做的就是在刚刚开始课程学习时就为自己的态度负责,并做好准备接受改变。许多研究者认为好态度不是天生就有的,而是通过后天适当的训练得到的。

在医学和卫生相关学科课程中需要培养许多学习技能,可能在高中或大学预科时就已经知道了一些。这些学习能力包括制订计划、安排时间、识别重点、整理文档和发现自我激励的能力。

这些技能是最基本的。不但需要学会这些技能,而且还要掌握它们,并把它们变成学习态度的一部分。

本章提供了:

1. 一些学习技能,它们可以改进学习态度;
2. 这些技能的实例和实际图解;
3. 有助于学习中应用这些技能和提高能力的小建议。

构思学习计划

计划的目的是什么?

学习计划的目的是:

- 使自己脑子里清楚要做的事情；
- 知道自己每天应该做的事情以及长期应该做的事情；
- 整理自己需要做的事情；
- 了解自己已经完成工作的情况；
- 查看整体情况以及具体细节。

许多学生认为做计划是浪费时间，对学习没有帮助，因此没有必要。他们认为花时间做计划并不能产生任何好的结果。他们常常不能按计划进行自己的学习和工作。因为临时性工作、朋友拜访或心情不好，他们的计划可能会中断。如果计划设计得不周全，那么这样的观点可能就是对的。如果所做的计划不能符合需求，那么这个计划就没有任何价值。

因此，计划应该：
- 实际可行；
- 能够完成；
- 反映重点；
- 适合需求；
- 关注短期和长期目标；
- 有条理；
- 有充分的准备；
- 简单并容易实施。

主要原则是什么？

1. 用头脑风暴思考需要做的事。也许要用到大脑印象图或概念图。头脑风暴的优点有：

    得到关于某个特定问题的新思路；
    自由地思考；
    帮助建立思维方式；
    帮助检查思路是否开阔；
    丰富解决方法，做出更好的决定。

2. 明确学习在中首要做的事。先确定学习中优先要做的事，就能够制定一个有用的计划。把首选项目列出来，然后根据学习需求的重要性把它们按 1 到 5 分排序。简表 8.1 中的问题将会帮助找到学习重点。也可以参照下一部分"先做重要的事情"。

简表 8.1　应该怎样确定学习的重要程度？
课程目标是什么？
本周的目标是什么？
需要理解的学习目标是什么？
需要培养哪些技能/能力？
需要完成哪些任务才能获得这些技能/能力？
这些任务在增强理解和技能方面有多重要？
时间的价值是什么？
怎样安排时间？
应该怎样利用时间？
把多少时间花在重要的学习任务上？
怎样才能既突出重点又能完成其他需要完成的任务？

3. 安排时间。制订计划、确定优先选择和管理时间是你需要的主要技能，这些技能可以帮助你在本科阶段和毕业后的工作中安排你的学习需求。合理的时间安排对于为患者提供治疗和培养终生的学习技能都非常重要。

回顾列出的每一项并给它们加上标签：重要或不重要、紧迫或不紧迫。

把"重要且紧迫"的项目列为第一组；
把"重要但不紧迫"的项目列为第二组；
把"不重要但紧迫"的项目列为第三组；
把"不重要且不紧迫"的项目列为第四组。

不要把时间浪费在第三组和第四组的项目上。多花些时间在第一组和第二组上。

4. 把这些任务融合到执行计划当中。一个可行的执行计划可以让你：

调整学习时间；
变得井井有条；
安排首选项目；
按时达到目的；
不会低估完成任务所需的时间。

5. 全身心投入到计划中。《简明牛津英语辞典》把 commitment 定义为"致力于一项活动的行为；一种参与；一种义务；一种全身心投入的行动"。一个全身心投入的人应当：

能把计划付诸实践；
会首先完成在计划中列出的任务；
避免中断计划或对计划做重大改变；
努力补偿计划中的任何变化；
关注结果，而不是找借口；
感到一切都在自己的掌控之中。

6. 及时反思和修改计划：

标记已完成的任务；
坚持按计划进行；
必要时对计划做一些小的调整。

先做首要的事

第一步就是找到首选项并把重点放在课程每一阶段考查的能力和技能上。这就意味着要有预见性，为下一步做准备，了解你所学知识的相互关系。因此需要：

- 仔细研究课程的最终目标和每学期的课程目标；
- 明确在每个阶段需要的能力和技能；
- 识别学习需求和任务，列出"学习首选项目"（见表 8.1）。

另外，还要思考以下两个问题：

- 在最重要的任务上要花多少时间？
- 利用什么系统做决定？

表 8.1 把列出的任务和活动（程度分为 1~4 级）分为四组。分组的基础是这些任务和

活动的重要性和紧迫性。

表 8.1　按重要性和紧迫性排列任务和活动

关键问题	第一组 重要且紧迫	第二组 重要但不紧迫	第三组 不重要但紧迫	第四组 不重要且不紧迫
每一组你能举出什么例子？	截止日期（项目）；危机事件；突发事件；创伤；考试；查房。	做计划；自我发展；增强学习技能；培养能力；保持身体健康；为将来的挑战做准备。	电子邮件；干扰；临时接待朋友；休闲活动。	消磨时光；过度看电视、打电话、购物、玩游戏；休闲活动。
就每组的项目学生会做什么？	许多学生在这一组有很多事情可以做。在这一组的项目越多就意味着越多的压力和困难	许多学生在这些任务上花的时间不够，或者延迟完成这些任务（例如：到最后期限的前两天才开始写作业）	许多学生深陷其中，把大量的时间花在这些活动上	许多学生把过多的时间花费在这些活动上，浪费了时间
应该怎样做？	把这一组的一些任务移到第二组，减少这一组的任务数量。	关注这一组，为紧迫和重要的任务做好准备（例如：考试，最后期限等）	不要把大量的时间花在这些活动上	对这些活动要有选择
对每一组的评价	此任务越少越好	培养和掌握能力	控制活动	浪费时间的活动

从表 8.1 中应该学到的是：
1. 把重点放在第二组列出的项目上（重要但不紧迫），并把较多的时间花在这些任务上。花在这些任务上的时间越多，你离实现梦想就更靠近了一步；
2. 避免把时间浪费在第三组和第四组列出的任务上。要有选择性；
3. 因为在第一组列出的一些项目可以被移到第二组，你能够把"最重要和最紧迫"的任务（第一组）的数量减到最少，因此你可以在压力较小的情况下做得更好。

安排时间

可能会认为管理好时间是更快、更多地完成任务的能力。尽管这个定义看起来符合逻辑、好听并且有些用处，事实上提高速度可能并不是最好的解决方式，并且可能会使事情变得更难办。例如，这可能会使学习的表面情况比以前好了，并且把重点从追求质量转移到追求数量上。随着时间的推移，可能会变得过分依赖紧迫性并且过度热衷于在较短时间内完成更多的工作。

合理安排时间使你能够：
- 在需要的领域培养自己的能力和技能；
- 喜欢所做的工作；
- 在较小的压力下实现目标（优化努力的结果）；
- 更加关注于重要但不紧迫的任务（可以给你最大回报的活动）；
- 在工作中更有信心；
- 在工作中取得进步；
- 掌控所做的事情；
- 明白时间的价值，避免浪费时间；
- 学会如何有效地利用时间。

为什么人们感觉劳累过度但没有成就感？
- 还没有学会如何安排自己的时间；
- 没有处理好自己的工作；
- 还没有学会如何计划自己的工作和有效利用时间；
- 关注"不重要且不紧迫"的事情。

阅读简表8.2中时间管理技巧问卷，并选择每个问题的答案。

简表8.2　测验你的时间管理能力				
你制订每天的时间计划吗？				
（1）从未	（2）很少	（3）有时	（4）经常	（5）总是
你给每门课程都设定具体目标吗？				
（1）从未	（2）很少	（3）有时	（4）经常	（5）总是
你按计划实施吗？				
（1）从未	（2）很少	（3）有时	（4）经常	（5）总是
你的时间计划不可行的频率是多少？				
（1）从未	（2）很少	（3）有时	（4）经常	（5）总是
你会查看哪些因素影响你实现目标吗？				
（1）从未	（2）很少	（3）有时	（4）经常	（5）总是
计算每一道题目的分数，查看总分代表的意义： 5~10：缺乏制订计划的能力 11~15：制订计划的能力弱 16~20：制订计划的能力一般 21~25：制订计划的能力强				

时间管理的小建议

你的脑海中是否闪过以下其中一个想法？"我付出了全部努力但没有感到在学习中有任何成就或进步。""我如何才能获得最大的成就？""我需要做哪些改变吗？""我有哪些选择？""我感到时间过得太快了！""我没有时间学习""一切都不在我的掌控之中"。

你脑子里可能不时会充满了类似的想法，可能分身乏术，感觉面临挑战，但自己却没有能力解决，大多数有此类想法的学生实际上是因为缺乏时间管理能力。

培养时间管理能力是一个漫长的过程，因此你需要及早开始。阅读这些小建议仅仅是一个开端，还需要在学习过程中应用它们。

1. 确定该如何计划每一天；
    需要完成什么活动？
    给每项任务分配的时间是多少？
    目标是什么？
2. 找出优先选择；
    该完成的"重要但不紧迫"的任务是什么？
    这些任务会带来最大的收益吗？
    需要培养什么技能和能力？
    如果不着手处理这些问题，会有哪些损失？
3. 避免浪费时间的活动；
    什么活动浪费你的时间？列出来。
    如何对待或避免浪费时间的活动？
    每次避免浪费时间的活动时都表扬自己。
4. 给自己设定截止日期；
    - 你自己的截止日期应该比已经设定的期限早 3~4 天；
    - 用剩下的时间修改和提高工作质量。
5. 培养时间管理的习惯（简表 8.3）。养成一个新习惯需要时间、大量的工作和全身心投入。新习惯并不是一夜之间就能养成的。重要的是要相信自己的能力并坚持不懈。时间管理能力对你来说不仅在本科阶段而且在毕业后行医时都非常重要。
    以下的做法可能会有用：
    - 记录每天的时间管理方法；
    - 总是想到时间管理的好处；
    - 阅读关于时间管理的书籍；
    - 识别影响时间管理计划的因素；
    - 用好习惯代替不良习惯。参看表 8.2 可以找到一些例子。在反思日志中，你可能会增加更多反映需求的项目。对每一个项目，都要写下要培养的好习惯。
6. 作计划充分利用时间；
    清楚自己想要完成的任务；
    对工作和成就充满激情；
    创造性地利用时间；
    创建一个"要做的事情"的列表；
    养成每天/每周做计划的习惯；
    养成长期做计划的习惯。
7. 克服拖沓的毛病。（拖沓就意味着把现在应该关注的事情拖到以后再做）
    造成拖沓的原因是什么？
    拖沓对学习进度有什么影响？

该怎样避免拖沓？

简表 8.3　培养时间管理习惯的意义

—减少逃避和拖延应该做的工作；
—减少焦虑；
—有充足的时间有效地完成任务；
—促进产出；
—节省时间。

表 8.2　用好习惯代替不良习惯

不良习惯	好习惯
"我在最后一分钟匆忙赶作业…我感到压力很大"	"计划我该做的事情，安排好时间，能够在最小的压力下完成我的工作"
"我花费了很多时间查找这篇论文…我记不得把它放在哪了"	"整理我的论文和电子文件夹，可以很容易地找到需要的任何文件，这样节省了许多时间"
"我学习落后了"	"安排好时间，感觉事情在我的掌控之中"
"PBL 课我总是迟到，并发现自己很难加入到讨论中…"	"按时上课使我能更好地加入到讨论中"
"昨天的大课我没上…我以为下午三点没课"	"早上查看课表，能够为每节课做好准备"

整理电脑文件夹

在课程当中，电子文档将是文件夹的一个重要组成部分。电子文档可以包括电子邮件、网页、PPT、大课笔记、学习主题、学习总结、电子反思日志和文献。由于创建和接收电子文件很容易，因此它们可能要比纸质的文件多。尽管储存电子文档相对简单并且不会占用你的空间，找到这些文档却有时很困难而且很费时间。所以，整理电子文档非常重要。整理文档可以让你：

- 找到需要的任何文档；
- 做到了如指掌；
- 安排好学习，不浪费时间。

使用以下小提示整理电子文档和资料。

1. 在"我的文档"下创建子目录："1 当前的"、"2 参考文献"、"3 档案"。在题目前加"1"、"2"…依次类推，可按目录分类依次排列；
2. 继续创建子文档，如果你一学年有两个学期的话，创建"第一学期"文件夹和"第二学期"文件夹。在每学期的文件夹下面，创建次文件夹，学期中间每周一个文件夹，你可以把它们称作"第 1 周"、"第 2 周"、"第 3 周"等。或者你可以给"1 到 5 周"创建一个文件夹，"6 到 10 周"创建一个文件夹，"11 到 15 周"创建一个文件夹。这要根据你的确切需求和课程结构而定；
3. 在"1 当前的"文件夹下面，例如，在第一学期的"第 1 周"的子文件夹中你可能会放入以下文档：
　　PBL 问题、图表和小组讨论；
　　听课笔记；
　　总结和学习笔记；
　　临床医学研究论文简介；
　　图表、流程图、机制等。
4. 在"2 参考书目"文件夹下面，例如，在第一学期的"第 1 周"子文件夹中可能会放入以下文档：
　　幻灯片；
　　期刊文章；
　　综述；
　　其他资源。
5. 在"3 档案"文件夹下面，例如，在去年第一学期的"第 1 周"次文件夹中可能会放入你本周所有涉及的文档。这样做可以让你在本年末的时候把文档移动到档案文件夹中；
6. 定期在外部硬盘上备份保存所有文件。

发现自我激励的动力

内在动力和自我激励是促进成功的有力资源，尤其是当你知道如何为了某个特定目的努力的时候。许多生理和心理功能控制着你的内在动力，这些功能受到许多因素的影响，其中包括：
- 不断的自我激励；
- 以前的经验和当前的挑战；
- 你对自己和周围人的看法；
- 你的梦想；
- 你应对挑战的能力；
- 你的优选选择；
- 你如何应对压力；
- 文化信仰。

尽管有以上因素，但通过不断努力，你还是能学会和培养自我激励的能力。自我激励的方法可以总结为以下几条：

➔ 方法 1. 预见结果

脑海中勾画出的预期结果要比语言更有力，从自己的经验中就能了解这一点。几年前，我遇到一个梦想成为墨尔本大学医学院的学生，她告诉我说她内心非常想让自己的梦想变成现实，她不断地想这个美妙的愿望，并设想自己成为课堂上的一名学生。为了强化她的愿望，她收集了医学生、听诊器和那所大学的照片，并把这些照片贴在她卧室的床上方，她相信让自己每天都看到梦想的方法可以帮助她实现目标。

对期望想像得越多，就越容易达到目标。许多职业运动员花费了大量的时间进行心理训练,他们利用想像观察自己在训练中的每一点进步。在细胞和分子水平上,有证据显示锻炼想像能提高神经肌肉信号、神经化学传递和神经肌肉协调,在实际情况中可以达到出色的表现。

为什么想像对建立自我激励非常有用?
- 它可以让你不停地思考你的目的和最终结果;
- 它可以使你从不同角度看待自己的目标;
- 它可以使你头脑清晰地处理项目中最重要的任务;
- 由此产生的意识图像使你相信自己可以达到目标;
- 它不断地告诉你什么是你的首选。

这些意识图像渐渐会使你产生成就感,渴望获得更多成功。

➡ 方法 2. 肯定自己的成功

肯定就是一些可以增进你的信心和加深你脑海中积极映像的词语和信息,即使在目前情况下看起来是矛盾的,它也可以坚定你的选择。肯定包含自我激励、生存动力、目标和个人成就等因素。当你重复这些话的时候,你就已经在自我激励了,这些话应该是现在时,简单并带有积极、肯定的信息。

可以使用以下肯定的例子:
"我乐于学习";
"我对我的技能和能力充满信心";
"我知道只要我全身心投入就可以达到目的";
"我知道我可以做计划中的任何事情来促进学习";
"我知道对我来说没有什么事情不可能";
"我有信心";
"我棒极了";
"我拥有达到目标所需的梦想和决心";
"在我内心深处,我相信自己和自己的能力";
"我为成功而生";
"我做事井井有条";
"我有能力计划和安排我的生活"。

如果每天拿出 5 分钟说这样有力的话,你的精神状态就会充满活力并对自己和自己的能力信心大增。在反思日志中写下这些话。

许多成功人士认为生活就是 10% 是发生在我们身上的事,90% 是我们对事件的反应。你的反应比你的过去、你的教育、你的名誉或他人对你的看法更重要。

为什么肯定你的成功是有益的?
- 它使你相信自己;
- 它给你一种想要取得成就的愿望;
- 它给你一种积极的心态;
- 它使当前成为你最幸福的时刻;
- 它会在你面临挑战时给予你力量;
- 它使你能"掌控自己"。

方法 3. 奖励自己

我们在完成一项任务获得奖励时都会感觉良好，奖励意味着我们做得不错，而且我们的成就对别人是重要的。这样的感觉促使我们继续工作，并为自己感到高兴。但不幸的是每天在很多情况下旁边并没有人给你奖励或对你说"干得好"、"太棒了"、"出色的工作"、"你对小组的贡献非常大"或"把出色的工作继续下去"。并不是所有的老师都奖励学生或总是支持和承认出色的工作；如果是这样，你会不时感到灰心丧气或想让某个人对你说些鼓励的话。在这些情况下，奖励自己会很有帮助。

方法 4. 继续努力

在 Macquarie 词典中"engage"的意思之一是"胎儿的头已经降到母亲的骨盆，就要出生了"。自我激励不仅仅是想象、肯定和奖励自己，还要继续努力，就好像你已经实现了目标一样。这一过程是自我激励的主要动力。采取任何可能的行动去推进你的梦想。明白所做工作的意义，朝着目标不断努力。不要等待，要主动和充满活力。

方法 5. 使自己充满活力

肢体语言在很大程度上体现了思想。可以使用身体去改变精神状态以及对自己的感觉，例如，坐直、头抬高、把呼吸变为深且慢的腹部呼吸。改变面部表情，微笑使自己变得积极而坚决。通过这些身体的变化，即使感到沮丧，也能渐渐地①调动肌肉控制自己的情绪；②对付使人沮丧的情况。这种技能需要大量的练习，但你会逐渐能够控制自己的情绪并在困难情况下使自己仍旧充满活力。

方法 6. 坚持不懈

坚持不懈可以增进自我激励并给予力量全身心投入到梦想中去。自我激励会加强你的坚持不懈，坚定你的决心，因此使你离成功更近一步；坚持不懈和自我激励的相互影响是成功的主要因素之一。阅读成功人士的传记，就会发现他们中的大多数都发现了这个关系，并花大量的时间利用这一相互影响克服障碍和挽回失败。例如，托马斯爱迪生（灯泡的发明者）、莱特兄弟（第一架飞机的发明者）和马可尼（无线电的发明者），他们都梦想过自己的发明，并在数百次、甚至数千次的试验和失败后，成功地使自己的梦想成为了现实。

提高注意力

该如何增强学习的注意力？

- 计划想做的事；
- 在开始学习之前洗个澡；
- 整理书桌并用一把舒适的椅子；
- 避免一切干扰（简表 8.4）；
- 给每个要完成的任务分配足够的时间；
- 全神贯注于：搜寻答案，从不同角度思考，反思所学过的知识，使用多种资源，识别新问题，思考从基础医学中所获的知识如何运用到临床，考虑使用信息解决类似的问题；
- 关注所学的知识，大声朗读，当需要时使用类推的方法；
- 使用图表或构建简单的模型来增进理解；
- 训练自己一次只做一件事；
- 每 50~90 分钟短暂休息一次；
- 完成一项任务时要奖励自己；
- 想像自己的成功和成就。

如何尽量减少由于外界干扰浪费的时间？

- 选择一个远离干扰的地方学习。例如图书馆要比家里安静得多，家里的其他人、宠物或电视是主要干扰源；
- 拿出一些时间做计划，包括短期和长期目标；
- 问自己在学习中是否有些方面做得还不够理想；
- 完成工作后作为奖励让自己放松一下，这样可以把工作中的干扰降到最低；
- 计算上周花在干扰项上的时间，列出可以避免或减少的项目。考虑修改你的时间表来适应这些变化。做计划时要现实些；
- 关掉电话或把电话设为静音。

简表 8.4　干扰因素

每个人都应认识到这些干扰因素。这些因素包括：

视频游戏
看电视
过度使用手机
出去喝咖啡
电子邮件
不容易被满足的朋友
宠物
出门，聚会
杂志
购物
过多的临时/兼职工作

　　从这一列中找出你的主要干扰因素，并增添上面没有列出的干扰因素。把每个干扰因素按花费的时间用＋＋＋，＋＋或＋进行排列，＋＋＋代表每天 4~5 小时，＋＋代表每天 2~3 小时，＋代表每天 1 小时。计算每天浪费的时间。思考你可能使用的、尽量减少时间浪费的策略。

监控进步

监控进步的重要性：
- 自我监控为你提供一个真实的视角；

- 自我监控帮助你更清晰地了解自己的整体规划；
- 自我监控能够把好的体验变成可以使你获益的有价值的经验；
- 自我监控帮助你识别能力中的不足。

应该如何监控你的进步？

- 用反思日志记录学习体验；
- 用批判性思维评估成果；
- 在课程的每一阶段把你的能力和技能成绩和教师的评估做比较；
- 研究教师的报告和他们给你的反馈；
- 写下行动计划，加强你在所需领域的技能；
- 评估你在执行计划时的进步。

监控自己进步的人具有以下特征：

1. 有极强的自信；
2. 看重质量改进和个人发展；
3. 坚持不懈；
4. 随着时间的推移，不断提高自己的能力；
5. 注重解决问题的方法；
6. 愿意接受反馈；
7. 采取行动改进自己的态度。

寻求帮助

寻求帮助有以下优势：

- 帮助你讨论困扰你的问题；
- 帮助你接收信息和找到问题的答案；
- 帮助你摆脱困境；
- 给你提供新见解和新选择；
- 帮助你做决定，尤其是重大的决定；
- 给你提供支持性资源；
- 给你提供反馈并改进你的行为和学习策略。

该向谁求助？

根据需要帮助的内容及领域，可以选择从以下各方面寻求帮助：

- "同伴互助计划"的成员；
- PBL 教师；
- 目录和学校网站；
- 学期负责人；
- 学术导师；
- PBL 小组的成员；
- 大学的咨询顾问；

- 学生支持项目。

利用反馈改进技能

反馈很重要,它可以让你深刻了解自己的表现、优势和不足,提示你何时需要制定或改变优先选择以及如何去做。从老师那里寻找反馈并尽量充分利用它。

成功的学生有以下特点:
- 把反馈看作是一个难得的机会;
- 当反馈是批评时,没有戒备心理;
- 主动要求导师/教师给予反馈;
- 利用反馈改进自己的表现;
- 不认为批评性反馈是针对个人,不论反馈是赞扬的还是批评的,都愿意感谢老师。

如何为反馈课做准备

- 记住反馈的目的是使你有所进步。如果没有反馈,就不会有优胜者。因此,反馈的目的并不是给你坏消息;
- 愿意倾听老师的话和讨论老师提出的问题;
- 如果你和老师意见不同,不要为自己的立场辩护或争论。最好是倾听和思考他们提出的要点;
- 清楚自己所说的话。总是说实话,把面谈当成是一个和老师建立信任和融洽关系的机会;
- 关注有价值的东西,对面谈时讨论的东西感兴趣;
- 询问老师能如何帮助你,还有谁能对你有所帮助;
- 询问老师是否还需要再次面谈,如需要,问老师面谈前需要做什么准备。

反馈时问到的问题

老师会找一个时间和小组里的每个学生单独见面。面谈通常在每学期的第4或第5周进行。老师可能会向小组解释课程的目标,查看你的学习进度和讨论你可能需要改进的地方,面谈通常是20~25分钟,在PBL教室或老师的办公室进行。为使这一过程统一,大多数学校为教师制定了评估标准。你应该清楚所使用的标准并理解标准的内容,可以在课程大纲或学校网站上找到这一标准。

老师可能会提出的问题包括:
- 你觉得现在的状况如何?
- 你觉得你对小组的贡献如何?
- 你觉得你在哪些地方做得最出色?
- 你觉得你的小组怎么样?
- 你觉得还有哪些地方需要努力?
- 有什么影响你的学习吗?
- 在这个问题上,我们应该如何合作?
- 你有什么建议吗?

- 在我们下一次见面前你要做哪些工作？
- 需要我代表你跟我们的支持小组谈一谈吗？
- 如果需要，你想让我说些什么？

学会应对压力

压力是心理或身体的紧张。压力使人感到疲劳，做事效率低。Doc Childre 和 Howard Martin 在《The HeartMath Solution》一书中给压力下了一个绝好的定义：

压力是身体和心理对任何干扰机体平衡的压力的反应。当我们对事情的感受和预期不一致，并且没有设法控制对失望的反应时，压力就发生了。压力就是没有控制的反应，表现为抵制、紧张或沮丧、生理和心理失去平衡。如果失去平衡时间过长，压力就会使人丧失能力。我们因为超负荷而变得衰弱，内心对外人封闭，最终病倒。

医学生和其他医疗卫生专业学生容易有压力的原因如下：①课程和课程设计的性质；②长时间地学习；③艰难的考试；④某些同学的经济负担；⑤不断要求学生达到课程标准。为此，多数医学院校在每学期的前几周和学期中给一年级医学生提供关于学习技能和应对压力的信息和培训课程。简表8.5总结了可能包含在这些课程中的讨论题目。

简表 8.5　在学生指南和健康课中讨论的题目
应对压力技巧，放松技巧和时间安排技巧；
学生健康技能，身体和心理健康；
压力和药物滥用对医学生和卫生专业学生的影响；
制订计划的能力和管理技能；
适用于学生的支持项目如同伴支持系统。

压力的主要原理是什么？

原理1：并不是所有的压力都不好。如果知道如何应对压力，就可以利用它帮助你成功。如：和考试有关的压力可以让你在考试前集中精力做你需要做的事，专心致志，有效地利用时间和复习整个课程；

原理2：人们对压力的反应不同。一个人认为有压力，另一个人可能根本不觉得有压力。造成这一差异的原因有很多：

性格：A型性格的人被描述为没有耐心、极具竞争力、总是匆匆忙忙、爱生气、工作努力、有野心、容易被拖延和打扰激怒。这类人容易受到压力影响；

成长环境和文化背景；

来到一个新环境；语言和文化障碍；

过去应对压力的经验、技能、态度和训练；

环境和周围因素例如缺乏支持、资金问题、工作量、家庭问题等；

健康问题；

缺乏自尊和自信；

缺乏人际交流技能；

原理3：不是所有的压力都相同。某些情感状态比其他更具破坏性。最具破坏性的情感状态是抑郁、生气、烦恼、沮丧、焦虑、悲伤、内疚和愤怒；

原理4：预防策略可以帮助减少压力的影响，例如预先接受应对压力的培训，了解课程的结构和需要培养的技能。另外，以前的知识、做计划、组织协调、时间管理和自我激励的技能也是有帮助的；

原理5：寻求帮助。不要忽视压力或掩饰压力，持续的压力会造成健康问题，因此应该在早期就应对压力。

身体在压力下产生变化

当我们有压力时，我们体内会发生一系列生理和生物化学变化，这些变化带来的表现可能会有：①注意力不集中；②丧失自尊；③犹豫；④判断力下降；⑤睡眠障碍；⑥抑郁；⑦精力和热情不足。压力甚至会导致自杀。

机体的许多系统在持续的压力下往往会出现问题。这些问题包括：

心血管问题：
  高血压
  心悸
  眩晕

呼吸问题：
  气短
  过度换气
  支气管痉挛
  反复感冒、咽痛、耳鼻感染
  支气管炎反复发作
  诱发哮喘

肌肉骨骼问题：
  长期背部疼痛
  纤维肌痛
  腱鞘炎
  慢性疼痛综合征
  双手颤抖

头痛问题：
  紧张性头痛
  偏头痛

生殖泌尿问题：
  丧失性欲
  尿频
  慢性生殖器感染

肠胃问题：
  胃食管反流
  烧心

消化不良
肠易激惹综合征
皮肤问题：
湿疹
粉刺
银屑病
皮疹
和免疫有关的问题及过敏：
慢性、反复感染
过敏性鼻炎
食物过敏

学生压力的来源

很少有研究调查医学生和卫生相关领域专业学生在学习 PBL 课程中经受的压力。离开学校的学生或在大学里已经完成了其他课程的学生可能会觉得 PBL 课非常可怕。除此以外，到一个陌生的国度学习时适应变化，和非英语国家的学生在课堂上要说英语等因素都可能给学生在接触 PBL 课的早期增加压力。

其他和 PBL 课有关的压力来源包括：

- 在 PBL 课中，学生们被要求确定学习目标，决定需要用哪些合适的资源搜索信息和确定什么时候学习已经足够了；
- 在 PBL 课中，学生们需要通过小组的形式合作，讨论病例和从小组的其他成员那里学习。这一要求可能和他们的预期不一致，因为他们接受的都是竞争的训练，并且他们能进入这个课堂也是由于他们和其他申请者竞争的结果；
- 在小组学习中，学生们需要展示有效的沟通和交流能力，例如辩论、倾听、小组工作和合作。多数处于传统教学体制下的学生不具备这些能力，因此可能会由于这门新课程的要求而倍感压力；
- PBL 课上的一些学生感到，尽管由于小组内的冲突、组内 1~2 个成员的强势或老师的指导不足而产生了压力，他们有责任维持小组正常工作，但他们又不知道该如何应对这些情况，在这种情况下，他们的压力增大；
- 除了这些压力来源，PBL 课上的学生需要展示许多认知技能，例如提出假设、构建机制、收集新信息、做出决定、提供支持和否定每个假设的证据、解释临床和实验室检测结果。一些过去上传统课的学生可能会发现 PBL 课上的学习有压力而且要求高。

两篇研究论文叙述了医学生和理疗专业学生应对 PBL 课时产生的压力。第一篇论文的作者是 Gisele Mouret，悉尼 Royal North Shore 医院的一名外科住院医生。文章题目是《医学生的压力》，第二篇论文的作者是加拿大 McMaster 大学的 Patricia Solomon 和 Elspeth Finch，论文的题目是《与适应 PBL 教学有关的压力源的定性研究》。在 Mouret 的论文中对引起一年级医学生压力的因素作了概括，如图 8.1 所示：

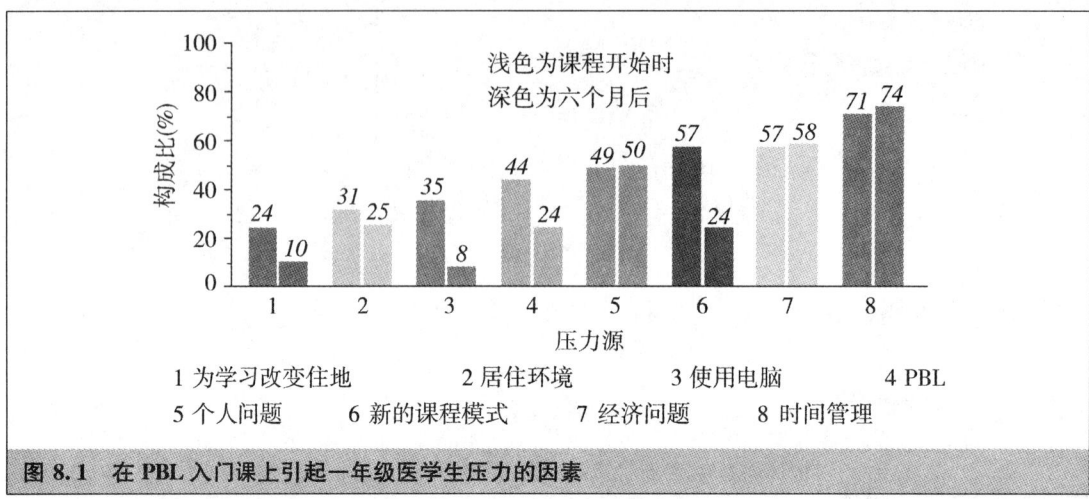

图 8.1 在 PBL 入门课上引起一年级医学生压力的因素

(经出版者同意改自：Mouret GML. Med J Aust 2002；177：S10-S11.)

Mouret 论文中的数据显示，在医学生的 PBL 课上，一年级学生发现课程的压力很大；主要因素与时间管理和经济问题有关。但和 PBL 相关的压力从课程开始时的 44% 下降到六个月后的 24%。同样，和使用电脑有关的压力从 35% 下降到 8%，和课程形式有关的压力从 57% 下降到 24%。但时间管理、经济问题和个人问题即使六个月后还会给他们压力。表 8.3 中总结了理疗专业学生与适应 PBL 课有关的压力源。

表 8.3 引起一年级理疗专业学生压力的因素（总人数：165）

压力源	人数（百分比）
对学习要求的广度和深度不确定	26（65.0）
时间压力	26（65.0）
对适应 PBL 课缺乏信心	19（47.5）
对 PBL 课和教师角色的误解	17（42.5）
对自己不切实际的期望	15（37.5）
小组学习	14（35.0）
工作量	13（32.5）
检索文献的压力	13（32.5）
过程评估	11（27.5）
对小组学习的恐惧	11（27.5）

数据来源：Solomon P, Finch E. Teach Learn Med 1998；10 (2)：58-64

从以上两篇论文给出的结果可以得出如下结论：
- 无论课程是什么类型，和 PBL 课相关的压力源都有相似之处；
- 其他压力来源如时间管理、经济问题、个人问题和课程的新模式都会增加和 PBL 课有关的压力；
- "同伴互助计划"可能会有助于减轻压力水平。

如何应对压力？

使用以下小窍门应对压力：

1. 别对自己太苛刻；
2. 做好面对困境的准备。在本科学习期间及毕业后，你将面临许多挑战和压力。为应对压力做好准备会使你在最小的压力下处理棘手问题；
3. 不要总是指责。指责会使痛苦和不满长久存在，总是考虑以前的不公只会加深这些情感。一个爱抱怨的人常会说：

   "这不应该落到我头上。"
   "为什么是我？"
   "没有人关心发生在我身上的事。"
   "为什么单把我挑出来？"
   "这不公平。"
   "我知道他们不喜欢我。"

   这样的话会伤害你，让你感到苦恼，通过保持积极的心态阻止抱怨的发生。
4. 用积极和鼓励的态度代替消极思想。自我怀疑的消极思想没有任何用处。例如："我不知道是否真的能完成这项任务，它比我想像的要复杂。"你对同一种事情的不同反映会产生不同的结果，总是看到事情好的一面。不要认为自己无能为力，使用积极思考的方法，例如：

   "这次情况不太乐观，但大多数情况下事情进展顺利。"
   "我在这件事上失败了，但这并不是世界末日。事实上，我喜欢我的工作，并且这件事给了我新的思路。"
   "我犯了一个错误，但我还能取得很多成绩。"
5. 反思和放松。有多种方法可以帮你放松：

   —做腹式深呼吸；
   —做瑜伽；
   —沉思和祷告；
   —锻炼；
   —有氧锻炼；
   —按摩；
6. 记得大笑是良药；
7. 寻求帮助。如果你的压力持续了两周以上，或你开始不能应付日常工作，这时要勇敢寻求帮助。学校里有很多人可以帮助你：

   你的学术导师
   大学咨询服务
   你的全科医生
   学校的学生健康和支持小组
   针对低年级学生的同伴支持系统。在这个系统中一年级学生和二、三年级学生以一对一的形式结对互助。

小　结

本章介绍了一些可以培养技能的策略，包括为成功做计划、确定优先选择、有效管理时间、整理电脑文档、发现自我激励的动力、增强注意力、监控进步、利用反馈和应对压力。现在就开始把这些学习策略付诸实践，并利用反思日志批判性地分析你的成就。尽量避免分心和中断训练这些技能。课程开始时就把它们放在第一位，在开始的几周花在使用和检验这些技能上的时间要比听讲座、上讨论课和学习知识多。一旦掌握了这些技能，你将会发现自己在学习任何材料时都非常有信心而且进展飞快。你会感谢花在组织协调自己和培养这些能力上的每一刻，尤其是当你需要准备考试、培养新技能或能力、改进你的学习态度的时候。因此，今天就开始培养这些技能吧。

循证学习

一年级医学生自主缓解压力的项目

医学教育界一直以来非常强调教会医学生缓解压力和自我管理技能的重要性。然而，干预项目的描述和评估并不多。本文描述了一年级医学生自我引导的缓解压力项目，并总结了来自于参与者的项目评估数据。方法：压力缓解项目是一个自愿的活动，在活动中一年级医学生组成小组和二年级的学生合作指导者见面。秋季学期开始，每个小组连续七周每周见面一小时。两名心理学教师担任项目的协调员。项目显示，在16年中，一年级学生每年的平均参与率超过94%。项目评估结果是非常积极肯定的。作者依据长期的调查，高参与率和学生积极、肯定的反馈表明，此项目研究是非常成功的。

经出版者同意改自：Redwood SK, Pollak MH. Teach Learn Med 2007, 19 (1)：42-46.
更多信息，请见：http://www.siumed.edu/tlm

拓展阅读资料

（略）

第九章

学习档案和反思日志

> 如果没有反思，我们就会盲目地工作，会产生许多意想不到的后果，也会一无所获。
>
> ——Margaret J. Wheatley

导 言

考试并不是评价学生能力、技能和知识的唯一方法。近年来，医学院、护理学院和一些其他院校已经把学习档案和反思日志当作学习和评估的工具。这样做的目的并不是取代考试，而是增加新的工具，从某些具体的角度评估学生的学习和所取得的进步。从这些新工具中获得的信息与从考试中获得的信息并不相同，这些信息可以为学生和教师提供一些帮助，例如，应对挑战的能力、怎样计划解决方案及如何通过学习经历改进学生的技能等。

学习档案（portfolio）收集的是代表学生一段时间内学习进度和成绩的资料。学习档案可以被用来：①收集学习者能力、个人或专业发展的证据；②评估批判性思维和书面反思；③为学习者提供评估个人行为和实践的机会。例如，通过查看本人经验的记录、思考这些记录如何反映他们的学习技能，学生可以反思个人和专业发展情况。

学习档案是一个新概念，在使用中会有不同变化，因此学校通常会把这些概念和反思日志（反思日志通常只是学习档案的一个组成部分）逐渐介绍给学生。一些学校在每学期的不同阶段会举办专题讲座，确保学生们掌握学习档案的有关概念，使他们能够有效地构建自己的反思日志。本章分为三个部分：①学习档案的结构、设计、用途和发展；②充分利用反思日志的方法和小建议；③PBL 课堂上反思日志的实例及实际应用。

学习档案的定义

《简明牛津英语辞典》对档案的定义是："一个盒子，形状如同一本书的大小，用来放置未装订过的纸、画、图、音乐等。"在建筑、美术、摄影、护理、医学和工程学等专业的本科或研究生课堂上，学习档案被用来评估学生的学习情况，对学生的日常学习会有所帮助。在讨论学习档案的定义时请思考以下几点：

- 学习档案的概念和使用不是一成不变的。事实上，文献中报道过的学习档案超过 9

种；每个学校对学习档案有自己的结构和要求。"评估学习档案"收集了学生详细的学习评估成绩；"技能学习档案"记录了学生所获得的能力，例如 PBL 课堂上获得的技能；"反思性学习档案"专注于批判性反思，记录学生学习情况和学习过程中的支持证据；

- 学习档案有不同的定义，使用者也可以用不同的方式整理学习档案。但每个学校通常都会针对学习档案的整理和内容范围给学生提供指导。这一做法能保证评分的标准化，并能帮助学生更好地设计自己的学习档案；
- 反思性学习档案，也被称作反思日志（reflective journal），能使学生专注于正在完成的任务，鼓励他们反思已学过的知识，使他们能够发现学习需求，改进自主学习，并能批判地评价自己的工作。

学习档案的作用

学习档案在评估和学习之间建立了联系，这在要求学生完成以下任务时尤其有用：反思自己的学习；举例说明所应用的知识；说明是什么类型的问题改变了他们的态度；在学习的优先选择和课程目标之间建立明确的联系；使用反馈改进表现。因此，学习档案可以证明学生取得的进步和达到某些特定目标的能力；学习档案可以包含多个学习活动（简表 9.1）。

注意：本章中的大多数讨论集中在反思日志上，它是学习档案中在课程早期最有用的一个部分。

简表 9.1 学习档案中可能包含的学习活动

病例分析/病例报告
  从临床病例中获得的学习经验；
  学习过程中提出的问题；
  用来培养深入学习的方法；
  对杂志文章、临床病例、循证文章或综述的评论；
  对已发表文章的批判性评价；
  涉及特定场景的循证实践；
  会诊录像；
  转科过程中遇到的困难和取得的成绩；
  学习中发现和使用的网上资源；
  时间管理策略和实施这些策略时使用的方法；
  学习主题中的实例，包括：新信息的构建、流程图的使用、机制和概念图。

PBL 课中的学习档案

学习档案在 PBL 课中有多种用途。

1. 临床阶段的评估

在临床阶段，可以用学习档案建立学生的学习和评估之间的联系。导师的反馈和评论非常重要，可以帮助学生提高学习成绩和应对学习中的不足。

学习档案也可以用来评估不容易考核的方面，例如：
- 态度；
- 个人特点；
- 团队合作；
- 反思性学习。

学习档案包含：
- 病例报告；
- 临床病例的批判性分析；
- 学习经验的描述；
- 临床会诊的录像；
- 治疗计划的制定；
- 临床治疗或手术前后对患者的随访报告；
- 对所学概念和如何在类似情况下应用的反思；
- 对照患者的问题、病史和临床检查，对实验室和其他检查结果的解释；
- 文献回顾和循证实践。

2. 培养自主学习技能

学生们可以利用学习档案做到以下几点：
- 定义研究问题；
- 展示如何有效搜索信息和使用资源；
- 培养构建新信息的技能；
- 学会如何发现学习需求、制订学习计划、评估结果。

3. 自我激励，培养反思性学习技能

通过使用学习档案，学生们可以做到：
- 以目的为中心；
- 有策略地学习；
- 注重学习新技能；
- 熟练地反思所学概念和应用新信息；
- 克服临床学习中的困难。

PBL 课中的反思日志

反思日志可以帮助学习者：
- 确定总体目标、识别具体目标；
- 详述自己的优势和需要培养的技能；
- 设计实现目标的行动计划；
- 反思学习经验和面对挑战；
- 加入促进学习的实例；

- 展示为了加强学习深度所做的大量工作；
- 展示用来收集信息的各种资源和策略；
- 记录学习经验和取得的进步；
- 识别培养某些技能需要的帮助；
- 加入观察、临床实例或临床挑战以及和这些情况有关的学习主题；
- 提出可以强化学习目标的问题；
- 关注方法、调整学习行为；
- 为下一次课确定学习目标；
- 思考以后的研究和发展领域；
- 在临床课上对所做的观察进行反思；
- 评估取得的进步和成绩；
- 让导师更多地了解自己。

如何创建反思日志

创建反思日志并非易事。学校会给你提供明确的指导和一些探索性问题来激发你的思考，用这些问题和以下列出的问题来构思你的反思日志。在本章最后可以找到反思日志的例子。

目标
- 本学期我的目标是什么？
- 我想要取得哪些方面的成绩？
- 我要实现这些目标的计划是什么？
- 我的优势是什么？我需要培养哪些技能？
- 我该如何培养这些技能？
- 我是否需要帮助？需要哪方面的帮助？能够得到哪方面的帮助？

时间管理
- 我为什么需要计划时间？
- 我该用什么方法安排时间？
- 我要首先做什么？
- 哪些因素会浪费我的时间？
- 用哪些方法可以减少浪费时间？

学习资源
- 我在使用哪种资源？
- 我在有效地利用资源吗？是如何利用的？
- 为有效使用这些资源，我该做哪些改变？
- 我在使用资源前清楚自己要搜索的问题吗？
- 我使用图表、流程图、机制、简单模型或类推的方法构建新信息了吗？

PBL 课
- PBL 课和我以前的课有哪些不同？
- 我在 PBL 课上的角色是什么？
- 我该怎样做才能达到目的？

- 我在小组讨论中经常发言吗？是什么原因导致我不能参与更多的讨论？
- 我在本周的角色是什么？
- 我不愿担任什么角色？为什么？
- 我该怎样改进我在这些方面的技能？
- 我在哪些方面需要帮助？
- 我给 PBL 小组做什么贡献才能给整个小组带来更多活力？
- 什么因素会使小组工作更有效率？
- 我对 PBL 课的感觉如何？
- 我该如何更好地支持自己和小组中的其他成员？

技能和学习方式
- 我在 PBL 课中需要哪种技能？
- 我已经具备了哪种技能？
- 我需要培养哪种技能？
- 我需要改变学习方式吗？
- 我需要做哪些具体改变？
- 这和以往的经验有什么关系？
- 这些改变怎样帮助我改进学习？
- 我该如何获得这些技能？我的计划是什么？

电子文件整理能力
- 我整理好电子文件了吗？
- 我该用什么方法整理电子文件？
- 我可以很容易地找到某个文件夹或摘要日志吗？
- 我应该做哪些改变才能改进整理能力？
- 这样做从哪方面加强了我的学习？

讲座和实践课
- 我该怎样做才能充分利用大课、查房、小组讨论和临床研讨会？
- 我该怎样利用从这些途径得到信息增强自己的学习？
- 我整合了所学的临床知识和基础知识吗？怎样整合的？
- 这些临床病例提出了哪些问题？
- 我该如何利用从实习课中学到的知识/技能增强我的学习？

临床课和循证医学
- 如何把临床课学到的技能与基础医学知识结合起来？
- 我能有效地利用临床课/查房/研讨会来促进我的学习吗？
- 要加强我在这些课程中的学习，我该做哪些改变？
- 在学习新题目时，我使用以证据为基础的策略了吗？
- 我该如何改进我的循证实践？
- 我该如何把循证实践与我的学习结合起来？

评估
- 我定期评估我的工作吗？
- 我在评估中可以使用哪些资源？

- 我在评估中应使用哪些指标？
- 我该如何改进评估过程？
- 我该如何利用评估促进我的学习和提高成绩？
- 我达到目的了吗？

反思日志的优点

目前的研究显示，反思日志可以做到以下几点：
- 推进个人和专业发展；
- 加强学生在 PBL 课和合作学习中的参与；
- 增强获得新的学习技能的能力；
- 增强从经验中学习的能力；
- 增强思考、反思和分析能力；
- 增强为实现某个特定目标而工作的能力。

反思日志的局限性

1. 学生们可能认为记录反思并没有用，而且是在浪费时间。原因有以下几点：①在高中或大学的其他课程中没有使用反思日志；②他们在创建反思日志方面没有得到足够的信息或培训；③他们认为学习应该注重实际知识而不是反思过程；④他们不喜欢自我评价或思考自己的不足和需要培养的技能；⑤他们不知道该如何分析自己的学习或评估自己的学习表现。但有证据显示，培训学生如何创建反思日志、应用探索式问题和分析自己的学习表现可以帮助他们有效地使用反思日志；
2. 关于反思日志的有效性和教学用途的研究很少，但学生的反馈清楚地显示反思日志能在以下方面对他们有所帮助：

    时间管理；

    在 PBL 课上的参与；

    获取新技能和知道要完成任务的先后顺序；

    培养做计划的技巧；
3. 学生们可能会对反思日志中的细节表示担心，还会担心是否这些细节涉及伦理或隐私问题；
4. 反思的成功与否取决于学习者的反思技能。但有证据显示，反思技能可以通过培训、写作练习、反馈和教师指导得以大大提高。

学生对反思日志的看法

以下内容收集了一年级医学生的观点：

"刚开始时，我不确定该写些什么，也不知道该如何创建反思日志。老师提供的大纲和那些关键问题给我的日志设计帮了大忙。"

"如果你不从学期初就开始创建反思日志，那么要开这个头就会变得越来越难，结果是你会一周一周地往后推。然而，一旦你开始创建反思日志，你就会喜欢上它。"

"我从反思日志中学到的东西简直难以描述。因为反思日志，我对 PBL 课的态度转变了，我开始享受这一过程。实际上，这些日志使我看到了真实的自己，帮我找到了我的强项和需要培养的技能。这种反思给了我力量，使我探索到自己的内心深处，开始思考自己的态度，培养新习惯，并且开始明白什么是优先要做的、需要培养哪些技能。"

"老师对我的反思日志的评语和反馈帮了我大忙，它们使我认识到需要哪些帮助来改进学习。"

怎样充分利用你的反思日志

以下12条建议会帮助你构建反思日志

建议1. 现在就开始行动

开始行动。让反思日志成为学习的首选。毫无疑问，如果现在就开始创建反思日志，你会有更多收获。专注于反思日志并定期写作并非易事，但不这样做的后果会比开始建反思日志时遇到的挑战更多。

一开始就创建反思日志，你会感觉比较好，更有信心进行下去。在研究探索式问题时，你脑子里会冒出很多想法，这些想法会使你充满活力。

建议2. 为成功做计划

反思日志的目标是激发经验学习、加强深度学习和促进反思。反思可以推动学习的进展，从而影响到你的行为、表现和技能。因此，需要尽你所能地反思和构建以成功为目标的反思日志，还要把这当成一个日常工作。

为成功而反思的时候，你会：
- 喜欢创建反思日志；
- 针对深度学习；
- 专注于要实现的目标；
- 发现学习中需要改进的地方和知识的不足。

建议3. 知道自己需要做什么

有些课不仅培训学生，也培训导师和指导教师。培训的目标是：①使学生们了解如何创建反思日志，知道需要做什么；②有足够的专业人员给学生们提供支持；③给老师提供信息，使他们知道如何利用反思日志进行培训、评估和给予建设性反馈。

如果你所在学校对教师的培训不够充分，那么请阅读提供的指南，并把注意力集中在以下几个方面：
- 创建反思日志的目的；
- 所推荐的格式；
- 探索式和引导式问题；
- 日志的重点和范围；
- 评估标准；
- 创建反思日志的时间。

建议4. 清楚你的目标是什么

当你清楚地知道了自己的目标之后，就可以：

- 把反思集中在具体结果上；
- 有效地利用反思日志加深学习；
- 把目标设定在基于证据的经验学习上；
- 展示用证据加强反思的重要性；
- 更加突出重点。

建议 5. 要有创造性

反思日志的目标之一就是更容易地建立起理论和实践的联系，展示深度学习和合理选择证据，以及展示如何促进个人和专业发展的经验。反思技能在构建有教育意义的日志中是很必要的。创造性反思可以使你：

- 积极面对高中到大学的过渡阶段，努力适应新环境；
- 培养批判性分析能力（例如，在 PBL 环境下的知识应用）；
- 评估所完成任务的教育意义；
- 发现学习经验中的不足，并列出可以丰富学习经验的资源；
- 培养识别学习需求的推理和思维能力；
- 深刻理解自己面临的挑战。

建议 6. 不要夸张

反思日志的主要目标之一就是帮助个人和专业的发展，因此，你必须实事求是，明白证据在加强反思中的作用。精确的反思可以：

- 在某个特定的时间内和想要取得的成绩一致；
- 帮助你做计划实现目标；
- 引导你进入自己的内心，探寻你的恐惧、挑战和梦想。

通过这些探寻，你将能够：

- 培养反思的洞察力和分析能力；
- 在某个特定阶段，使学习需求和所培养的能力相吻合。

建议 7. 提供实例

在反思日志中提供的实例会督促你为自己的观点寻找证据。实例包括：

- PBL 课中的危机事件：例如，你感到小组讨论不详细、缺乏互动、缺乏参与或活力；这些危机事件怎样阻碍了学习进展或影响了小组功能；
- 对 PBL 病例的讨论没有达到所需的深度，小组成员下课时并不确定学习主题是什么。你感到这种学习体验很有挑战性，并且不确定该如何学习；
- 在 PBL 课上有两个学生带了很多笔记，没有汇报信息或和其他成员分享自己的想法，而是阅读自己的笔记或课本上的内容。你想知道这是不是正确的学习方法。

提供实例并不是反思日志的主要目的。更重要的是你如何看待这些事件，提出什么样的问题，你的理解，你如何解决这个问题，你的方法和你的进步如何，你是否和他人协商，这一经验是否对你有用，如何有用等。讨论和这些实例有关的问题会给你创建反思日志增加有用的信息。

反思日志中的实例将会：

- 使你能够更深刻地了解面临的挑战；
- 使你能对以下因素进行反思：可能的原因、环境、不同的选择、责任、所需信息、对你和他人的影响、学习经验等；
- 使你能更清晰地认识到传统教学和以学生为中心的教学/自主学习的差别，以及你需要做哪些改变使自己适应 PBL 的学习。

建议 8. 学习经验是重点

如果没有反思，学习过程就会非常有局限性，并且没有活力。通过记录你的学习经验和反思，会给自己的学习增加新的维度。然而，反思日志并不仅仅是对事件的一个简单描述，日记的目的是批判地反思学习经验，并且：
- 探究你对某个情况的个人看法；
- 批判地分析当时的情况；
- 反思自己的行为、决定从中学到的知识；
- 检查自己是否愿意改变想法或行动；
- 检查这些经验的价值。

建议 9. 显示目的是如何达到的

确定学习目标和需要取得的成绩是最基本的一步。反思日志可以包括你成功的故事和成功的经历。达到某个特定目标并不意味着反思日志就结束了，这应该是个持续的过程。达到某个特定目标会带来新挑战，也会使你重新忙碌起来。在反思日志中，你可以：
- 批判地讨论你认为达到目标所需的步骤和过程；
- 评价你的方法和其他选择；
- 讨论在通往成功的路上所面临的挑战。

建议 10. 评价所取得的进步

反思日志是评估进步和个人及专业发展的绝好工具。无论对你或学校来说，这一点都很有用。可以使用以下参数评价取得的进步：
- 工作中的努力程度；
- 批判和分析技能的培养；
- 减少理论与实践差距的能力；
- 思考过程和讨论中提出问题的质量；
- 所提出的支持证据的质量；
- 在计划时间内达到目标的能力；
- 获得的新技能和培养的能力；
- 态度和行为的改变。

反思日志可能不会涵盖所有方面，但它在自我评估中是个很有用的工具，会帮助你把注意力放在目标上并监控你的每一点进步。

建议 11. 把反思日志变成快乐的体验

如果发现反思日志和你的学习无关，对学习也没有用，那么反思日志的价值就有限，是浪费时间。虽然花在创建日志上的时间很长，但有证据显示当了解了创建日志的过程、目的、内容和结构之后，就能够合理地安排时间，并开始享受整个过程。

把反思日志的创建变成快乐体验取决于以下几个方面：
- 对学习和反思作用的理解；
- 是否愿意评估你的技能和培养新技能；
- 是否认识到课程所需的个人和专业学习需求；
- 是否清楚 PBL 课程所需的学习技能；
- 是否愿意享受学习并使之成为一生的体验；
- 是否愿意建设性地使用你的反思，使自己终身受益。

建议 12. 寻找反馈

如果教师没有给你清晰的反馈，那么你根本不可能改进学习。因此，要经常请老师给你提建议，以便使自己的学习更有效。如果你愿意改进，并且有兴趣知道周围人的观点，那么你就在确确实实地改进自己的表现，展示学习新技能的兴趣，并且表明你拥有一个出色的学习者应该具备的态度和决心。使用教师提供的反馈可以：
- 使目标更清晰；
- 确定优先选择；
- 增强个人和专业技能；
- 改进批判性反思的质量和个人行为；
- 充分发挥学习潜力；
- 分析当时情况并使用危机事件来培养深度学习。

小　结

反思学习、创建学习档案及反思日志耗费时间，但很值得做。反思日志使学习者能够回顾自己的经验、个人和专业发展情况，是学习者增强批判性思维，评价自己行为和表现的非常有用的工具。本章提供的 12 个建议和实例能帮助你创建自己的反思日志和学习档案。我坚信实践是最好的老师，也是改进质量的唯一方法。现在就开始创建你的日志吧。

循证学习

学习档案作为一种持续评估方法在卫生专业本科教育中的应用

在生物医学项目中采用学习档案评估体系的目的是为了促进持续学习和深度学习，其焦点是使评估体系和 PBL 课程相互协调。生物医学和实验室工作是课程的核心。学习档案包含实验室工作的证据、个人反思和来自 PBL 教师的证明。在二十周内，三次评估学习档案，成绩为"及格"或"不及格"。教师的证明是学习档案的关键部分，因为在这部分不及格通常会导致总评分的不及格。学生和教师都很关心学生是否确实获得了足够的事实性知识（这是传统考试所考察的），对学生是"及格"还是"不及格"大家意见都很一致，但一些人希望能在细节上找出差别。

每周召开一次小组会，在小组会上对这门课（包括学习档案在内）进行口头评估，并在小组会最后填写调查问卷。学生们对学习档案评估体系很适应，和传统考试相比，他们更喜欢前者。教师们觉得需要培养教师和学生之间讨论的技能，并需要改进对学生反思的意见；同学互评作为系列活动之一，可以增加教师意见的可信度。作为一个有效的工具，学习档案也可以帮助学生把精力集中到医学实验室工作的核心概念上。通过进一步讨论并得到更多教师认可后，这个模式将会得到进一步发展。

经出版者同意改自：Thome G. Hovenberg H, Edgren G. Med Teach 2006；28（6）：e171-e176.
更多信息，请见：http://www.tandf.co.uk/jounals/titles/0142159X.asp

拓展阅读资料

（略）

反思日志举例

这是一个长达十五天的反思日志。你可以此为蓝本进行修改并创建自己的日志。学期中每天写一页。

第1天
这一天带着目标开始
重点：我有一个目标
需思考的问题：我的目标是什么？ 整体构想是什么？ 本学期末我要达到的目标有哪些？
_____
_____

我要培养的技能和素质有哪些？总体构想是什么？
_____
_____

我有个目标，想清晰地了解自己的学习目标和本学期末要取得的成绩。
_____
_____

在另外的几天，我每天提出一个重点和几个需要思考的问题：

第 2 天
本学期要学习什么？
重点：我需要知道
需思考的问题：本学期的目标是什么？PBL 是什么？PBL 和我熟知的教学方法有何不同？

第 3 天
了解我的角色
重点：PBL 是以学生为中心的学习
需思考的问题：我在 PBL 课中的角色是什么？我需要培养哪些技能？

第 4 天
最需要做的事情
重点：了解我的优先选择
需思考的问题：我学习中首先要做的是什么？这和课程目标以及学习需求一致吗？

第 5 天
考虑做计划
重点：做计划很重要
需思考的问题：我的计划是什么？我怎样才能把我的首要任务加入到一个可行的计划中？我的时间表是什么？

第 6 天
体验小组学习
重点：喜欢我正在做的一切
需思考的问题：我喜欢 PBL 讨论课上的哪些东西？不喜欢哪些？为什么？

第 7 天
培养技能
重点：培养我的技能
需思考的问题：我需要培养哪些技能？我该如何培养这些技能？我有哪些资源可以使用？

第 8 天
在挑战中成长
重点：把挑战转化为成功
需思考的问题：在现阶段我面临的挑战是什么？这些挑战对我的计划有什么影响？

第 9 天
小组活动顺利进行的原因是什么？
重点：小组的成功促进了我的成功
需思考的问题：我的 PBL 小组怎么样？我在增加小组活力中起到什么作用？

第 10 天
我的自主学习
重点：掌握自主学习能力是我首先要做的
需思考的问题：我知道如何搜索学习主题吗？我如何选择学习资源？我在搜索中使用什么策略？

第 11 天
同伴反馈
重点：和别人分享观点是有益的
需思考的问题：小组中其他成员怎样看待 PBL 讨论课？他们怎样准备学习主题和搜索新信息？在讨论中有没有需要分享或学习的东西？

第 12 天
自我评估
重点：成功没有捷径
需思考的问题：我对自己的工作和在 PBL 讨论课上的表现如何评价？我在哪些方面需要改进？如何改进？

第 13 天
应对挫折
重点：把障碍变为成功的机会
需思考的问题：我该如何应对挫折？我该如何迎接挑战？我害怕什么？我的动力是什么？

第 14 天
得到教师的反馈
重点：我需要反馈
需思考的问题：老师对我在 PBL 课中的表现评价如何？我该如何利用他们的建议改进我的技能？

第 15 天
构建机制
重点：了解发病机制会帮助我更好地理解学习内容
需思考的问题：我了解哪些机制？在 PBL 讨论课上我如何与他人共同构建机制？我们该怎样改进机制？我该在哪些方面改进？

第三部分

评 估

第十章

问题导向学习（PBL）的评估

> 考查学生医学能力时，认知技能方面的评估最难且最容易被忽视。
> ——John Marshall

导　言

　　大部分 PBL 课程都是基于以下这些教学原则：与单纯记忆事实性知识相比，通过解决问题的方式学习的知识印象更深刻，利于培养自主学习能力和沟通技巧，更注重基础知识和临床知识的融合，采取小组学习、相互合作等方式，并在课程中强调社区相关问题等。PBL 学习中的评估环节要与课程计划的教学理念保持一致，并反映教学结果，因此它要考核的不仅仅是考生的记忆能力，而是要包含其他许多复杂内容、虽然掌握新的医学知识、提升个人的技能也是预期结果，但这些不应该是考核的重点，理想的评估应该将目标锁定在学生的能力上——养成新的职业习惯（即便没有人监督，学生也会习惯性地这样做），将所学知识应用于现实生活，学会解决问题，应对不确定性因素及自主学习，因此如何使用合适的评估工具来测试这些能力/技能至关重要。实际上，之所以使用一系列评估工具，如笔试、临床模拟、学生互评、自我评估、老师评估及学习档案，只有全面考核学生的各种能力，才能弥补只使用一种评估方式的不足和缺陷。

评估的目的

　　评估环节在帮助学生全面了解学习需求及采取相应措施方面，作用不可或缺。PBL 课程中评估环节的目的还在于：
- 激发深入学习的动机并指明方向，优化学生能力；
- 确保学生掌握了课程各学习阶段应该掌握的知识、技能和能力；
- 筛选出不合格的学生，确保所有毕业生都合乎要求，能够在不对病人造成伤害的情况下，解决病人的问题，行为举止符合职业标准；
- 判断临床实习项目是否充分、课程结构是否合理。

终结性评估

　　课程中会接触到的两个跟评估有关的术语是：终结性评估和形成性评估（见表

10.1）。**终结性评估**（summative assessment）的内容包括这一学期或学年获得的技能、知识及形成的态度。终结性评估的目的是：
- 确保已经掌握了这些能力/技能；
- 了解学习效果及所取得的成绩；
- 确定已经达到了某一阶段的学习要求，可以进入下一阶段学习；
- 给更高一级教育机构制定入学要求提供参考。

理想的终结性评估应该：
- 考查学生经过一门课程或一个学期的学习后是否达到了预期学习目标；
- 涵盖了课程中所强调的能力、技能和知识；
- 广泛使用各种考核工具，如多选题、扩展配对题、PBL 式问题、简答题、学习档案、导师报告、客观结构化临床测试；
- 与形成性评估方式相一致（见下文）；
- 侧重知识、技能和能力的理解与应用，而非死记硬背的知识；
- 评估中使用的问题要有效和可信。

表 10.1 形成性评估和终结性评估的主要区别

	终结性评估	形成性评估
目的	对学生的表现进行全面评估，决定学生能否进入下一阶段的学习，是否准予毕业，是否可以申请行医执照，是否可以通过这门课程的考核	指导今后的学习 树立信心 督促学生反思
结果	确定学生已经完成了某一阶段的要求可以进入下一个阶段的学习	帮助学生适应，确定自己的学习策略 进一步激发学生的内在动力
反馈	终结性评估之后通常不给反馈	形成性评估之后给学生反馈，帮助学生改进

形成性评估

形成性评估（formative assessment）的主要目的是给以后的学习提供指导、树立信心，督促学生反思及帮助学生理解课程中提出的概念。形成性评估并不构成障碍，得分不计入终结性评估的最后总分中。形成性评估的其他目的如下：
- 促使学生复习，检测学生理解程度，让学生有机会听取老师反馈，改进学习行为——因为是课程内容的一部分，所以此目标能够实现；
- 给学生提供一个机会，让他们了解考核的要求及终结性评估中要测试的能力和技能；
- 给学生提供一个调整学习进度的机会，让他们将重点放在需要掌握的能力、知识和技能上；
- 鼓励学生在学习和评估之间建立联系，改变自己的学习方式来适应课程要求，学会使用各种学习策略。

形成性评估可以采取不同的形式，其中包括：
- PBL 讨论课上的自我评估和同学互评；
- 使用网上试题库进行自我评估；

- 作业；
- 学期中的小测验；
- 使用多媒体互动进行自我评估；
- 期中考试。

许多学校的形成性评估以小测验和期中考试的形式进行。在完成某项测评之后，学生马上与考试小组的代表面谈，讨论自己给出的答案。这样，学生不仅能够通过与其他学生交流讨论而有所收获，而且还能促使他们反思自己的答案，探讨自己知识掌握的程度，查缺补漏，纠正错误。这种方法能帮助学生学习新知识、加深理解、学会运用所学知识答题。

形成性评估中的反馈环节

反馈环节
- 让学生了解自己的优势和不足；
- 让学生培养自己的技能，锁定自己的目标；
- 促使学生探究考试中测试的知识，加深理解。

医学素质

医学素质是指为个人及社会的利益，在日常医学实践中，习惯性地、正确地运用沟通能力、知识、职业技能、临床推理、价值观及自我反思能力。

——David C. Leach

医学毕业生教育认证委员会（ACGME）规定，住院医师培训阶段要测试的六种能力是①病人诊治（包括临床推理）；②医学知识；③基于实践的学习和提高（包括信息管理）；④人际关系及沟通能力；⑤职业素养；⑥基于系统的医疗实践（包括卫生经济和团队协作）。如需了解更多信息，请参看 ACGME 文件。（http://www.acgme.org/acWebsite/irc_competencies.pdf）

尽管医学本科阶段课程与住院医师培训阶段课程所要求的能力有所不同，但理念相同，且都会根据课程的阶段而有所不同，每种能力都侧重一些技能，这些技能可以用相应的工具来测评，如用多选题（MCQs）、口试和简答题（SAQs）来测医学知识，用客观结构化临床考试（OSCE）和 PBL 式的问题来测评临床推理能力。这种测评方法与课程的变化相适应，与 PBL 的理念相吻合（详见第十一、十二章）。

评估工具

某种评估工具是否有用由多个因素决定，其中包括：①信度（测试的准确性及可重复性）；②效度（是否测试了相应的知识和能力）；③对今后学习和个人发展的影响；④表面效度（问题是否与学生预期的一致）；⑤测试工具是否测量一种以上能力、技能。PBL 课程中使用的评估工具总结如下：

1. 多选题（MCQs）

多选题广泛应用于医学或卫生相关课程的测评中，原因如下：

- 能够大范围测试课程的内容；
- 多选题可以电子阅卷，成本低；
- 结果可以被用来作数据分析，提供试题难易程度和区分度方面的信息；
- 适合有大量考生参加的考试。

不过，传统多选题的教学目标是测试事实性知识掌握的程度，而不是测试深入理解力及能否将所学知识用于实际生活的能力。传统多选题并不测试认知能力，其中很多题测试的只是教材中的"细枝末节"。传统多选题的局限性还有：①用这样的试题考查学生会干扰他们的学习进程，使得他们将注意力放在了老师课堂上提到的和教材中的细节，而不是PBL课程侧重培养的学生技能；②不符合PBL的理念，即培养知识整合、批判性思维、权衡假设证据的能力；③难以测量知识的应用能力。

新型多选题，如以病例场景为基础的多选题（举例见附录D），能够测试多种技能，例如：①分析能力；②解决问题的能力；③知识整合能力；④实证能力和临床推理能力；⑤知识应用能力。用病例场景作为题干，有助于避免使用带有导向性的字眼（如"或许"、"可能"、"绝不"、"总是"、"通常"、"全部"），避免术语不准确，避免出现涉及教材细节的问题。这类题型通常是提供5个备选答案的"单选题"。

2. 扩展配对题（EMQs）

扩展配对题是将多个MCQs组合在一起，在这一组中多个题干共用一套选项。扩展配对题是针对一个学习主题，用4～5个病例场景来考评对知识的应用及深入理解。如：可以测试抗高血压药物的不同作用机制，药物之间的相互作用，及在一些病历中如果有多个因素影响治疗方案时药物的选择。（参见附录D）

3. 简答题（SAQs）

对事实性知识的掌握程度。这类题的局限有：①不能测试认知技能；②每次只能考几道题；（6道题左右，每道题10分钟）；③批改起来耗时。简答题用在医学课程的初期阶段或许还可以，但到了临床阶段就不太适用了（见附录D）。

4. PBL式问答题

这类题型与PBL的结构相符。可以针对一系列教学目的进行测试：将知识应用于实际环境，提出假设，权衡某个假设的正反证据，建构机制，阐述发病机制，以及整合知识。这一考核方式的设计是首先提供病例，然后针对一个教学目的提出一个问题。这一方法的局限是：①无法测试细节；②设计问题耗费时间；③评阅试卷同样费时（见附录D）。

5. 改良病例分析题（MEQs）

这种题型广泛用于医学院校。病例分析题先是一个简短的病例描述，然后是2～3个问题。这些问题意在测试知识的应用，检查结果的分析，提出假设或解释原因。

6. 结构化简答题（CRQs）

这种开放式的简答题，既可用于形成性评估也可用于终结性评估，除了测试内容的理解外，还测试知识的应用和认知技能。CRQs使用启发式的问题，通过引导来达到特定的教学目的，如题干后给出时间表、表格、图形、曲线图、X线片、病理标本或解剖结构图等。出考题的人通常会给出参考答案。评分时对照具体的标准来给分，允许部分给分（参见附录D）。

7. 标签式考试

这种题型用在实习考试中，要求考生识别解剖标本、器官、病理标本或X线片的内容，回答相关的问题。学生用两、三句话写出答案。有些学校会将这种题型和多选题相结合。

8. 导师评估

这类评估在下面详细讨论（详见本章"指导教师的评估"）。

9. 临床模拟

临床模拟的特点是真正的模拟，反映真实场景。例如：可以用临床模拟帮助学生学习如何将坏消息告知病人。可以设计一个病例剧本，找人模拟病人，扮演一名有遗传性乳腺癌风险的妇女。给学生布置任务，如"请告知这名45岁病人一个坏消息：经证实她有乳腺癌高发的风险。"

这类测试会侧重如下一些问题：
- 人际关系（如同情心）；
- 交流技巧（如恰当使用语言或非语言暗示）；
- 对病人的问题能否给出合适的回答；
- 能够给病人提供信息（如给病人提供帮助，提出可供选择的治疗方案）；
- 能够为病人画出疾病谱。

在形成性和终结性评估中使用临床模拟有以下优点：
- 教学和培训是在轻松的环境中进行的；
- 教学行为安全，不会对病人或学生产生危险；
- 必要时可重复整个过程来达到最佳演练效果；
- 学生可得到指导老师、同学及模拟病人的反馈；
- 可以调整过程来适应课程不同阶段的要求；
- 能够弥补可供实习的住院病人数量的不足。

不过，模拟中心和临床技能实验室的建造费用和设备昂贵，需要大量资金。临床技能实验室由以下一些设备构成：①模拟产品如注射训练模型、打结练习器、皮肤缝合模块、腿部缝合练习器、手臂缝合练习器、注射模型、腹部触诊训练模型、妇科模拟器、骨盆检查模拟器、导管插入模拟器、成人气道处理模型、脊椎穿刺模型、及人体全身模型等；②CD-ROMs和互动系统；③模拟病人。模拟病人可在OSCE中应用（见下文），来强化某一个教学目的。

10. 客观结构型临床考试（OSCE）

由一系列固定时间段的站点构成，要求学生在每一时间段内完成一项任务。在某些站点，学生操作时，还会有1~2名考官。OSCE的命题具有结构化的特点，所以有明确的评分体系，有事先准备好的答案和及格、不及格标准。OSCE评估具体的临床技能，如：①询问病史；②提供鉴别诊断；③解释调查结果；④制订治疗方案；⑤给病人查体。

11. 学习日志

通过日志可以帮助了解学生临床转科时的实习活动。不过，日志也有不少局限：
- 自我报告本身常常会带有偏见；
- 有些学生动力不足，完不成日志；
- 学生为了能拿高分可能会编造内容。不过，大多数采用日志这种方法的学校会有制度来监督这种行为。

12. 面试

面试让学生能够有机会阐述他们所学到的知识。同样，这种考试还能够让考官深入了解学生对所讨论概念的理解情况。面试的一个缺陷在于学生不得不应对不同的提问方式：有些考官可能是循循善诱式的，有些可能是咄咄逼人型的。

13. 三级跳考试（TJ）

三级跳考试评估：①学生解决临床问题的过程；②学生自我学习的能力。考试分三个步骤进行：

第一步：学生阅读题目，跟导师讨论。然后，学生选择一些跟病例相关的问题，进一步学习，而后决定研究的重点主题；

第二步：学生使用相关资源，收集所需信息，建构新信息来解答要研究的主题；

第三步：学生向指导教师汇报，展示研究结果，总结研究问题。教师就学生的研究过程给出反馈。

PBL 指导教师还可以用三级跳考试来评估 3~4 名学生，方法是让他们合作解决某个问题，然后向小组汇报。

14. 多项迷你面试（MMI）

多项迷你面试是近年来发展起来的一种考试形式，已经用在了医学院校的招生考试中。这种考试形式还可以在学习本课程之用前来预测学生的表现，还可用于评估学生的非认知能力，如人际沟通能力、文化敏感性、团队协作、共情能力、交流能力和职业精神。这项考试要求考生参加 10 次小的面试，每次 10 分钟。每次面试，会给考生一个简短病例描述，评估某一项非认知能力。没有具体的正确答案，要求考生讨论所给病例，以及如果他们面临这一情形的话会采取什么措施。这种考试的信度和效度仍需进一步研究。

15. 迷你临床评测（MINI - CEX）

迷你临床评测最初是由美国内科学委员会（American Board of Internal Medicine，ABIM）开展起来的，意在评估住院医师的临床行为。目前美国、加拿大和欧洲的几所大学用这种考试来评估医学生的临床表现。

这种小测验要求学生处理临床上常见的小型突发事件，之后考官马上会给出反馈。可发生于各种情形——门诊、病房、急诊科。每名学生需要完成 3~4 项测试，每项 1 个病人，要求在 15~20 分钟内处理完。每次考官都在场，用标准的 mini - CEX 评分表对学生进行评估，表格包括多项内容——问诊、临床查体、人文关怀、职业道德、临床判断、组织协调能力、咨询技巧、效果及总体表现。

16. 学生互评

学生互评已在高等教育中使用多年，经证实能够提升自我动力、责任感及反思性学习能力。在 PBL 中，将这种评估方法用于形成性评估，即检查同学的表现，按照事先由小组成员及老师讨论通过的标准进行评估。使用这种评估方法的学校反映，学生喜欢同学互评的过程，觉得这种方法公平，对学习有帮助。进行互评前 PBL 小组成员需要确定基本准则，这样的过程才会有建设性。

17. 学习档案

这种方法已在第九章详细讨论。

指导教师的评估

指导教师对 PBL 讨论课的评估是一种综合性评估，涵盖了同学互评、自我评估和导师评估。同学互评和自我评估通常是形成性评估的一部分，而教师评估则只用于终结性评估。不过，也有些院校已成功将教师评估用于形成性评估和终结性评估中。教师评估包括教师填写的标准化报告单及教师给每个学生的反馈。这种评估非常有用，因为它能够测量传统方法无法测评的技能。例如：

- 聆听技能和与小组其他成员交流的能力；
- 个人贡献；
- 应对不确定因素及处理具有挑战性的情形；
- 与其他成员分享知识；
- 为小组活动和完成任务出谋划策；
- 展示职业价值观，能够信赖、尊重小组其他成员；
- 展示小组和 PBL 课程中鼓励学生掌握的技能。

用于这一目的的标准化报告单必须精心设计。使用这种方法的院校常遵循以下原则：

- 报告应以与课程目标相关的具体标准为基础；
- 在课程初期就告知学生报告单的构成，测评的评分标准，如交流和人际沟通能力、解决问题的能力及自我学习能力；
- 报告单的使用要方便易行。需要培训新指导教师如何使用报告单，并给学生提供建设性的反馈；
- 报告单评估学生在一段时期内的表现，如 5~6 周（连续的表现而不是仅仅一次考试的表现）。

这种评估方法还有其他方面用处：

- 发现表现不佳的学生，给他们提供所需的帮助；
- 强调需要学生掌握的技能和态度；
- 向学生提供反馈，帮助学生进步，在他们的薄弱环节下工夫，改进学习；
- 提供对个人素质和能力的明确要求。

大多数使用教师评估报告的院校反映，在收到教师的反馈后，学生的表现都会有明显的改进，在 PBL 讨论课上的贡献增加了。但是，报告单也可能会对师生关系产生负面影响。这种评估主要的缺点是：
- 学生可能会认为评估没有反映他们在 PBL 讨论课上的实际表现；
- 在执行报告单中教师会觉得很难依据评分标准做出等级评分；
- 学生的表现和提供的信息可能因人而异，这让老师难以将他们的表现客观地呈现在报告中；
- 老师给学生打分的方式也不尽相同，他们可能会忽视评分等级中的两极，而出现评分趋同的现象。有些还可能会给学生的分数偏高，而有些则可能会偏低。

不过，使用这种评估方式的院校意识到了这些缺点，使用评定和调控的方法来确保程序的标准化。

从教师评估中最大获益

这个阶段的问题应该是："如果所在的学校使用这种评估方法，如何才能从中最大受益呢？需要怎样做才能保证取得最佳效果呢？"

第一，要理解成绩报告单中的各条评分标准。

第二，考虑一下学校强调学生掌握的技能，如解决问题的技巧、自主学习能力、交流和人际沟通的技巧、对小组工作的贡献、敬业精神和医学知识以及其他一些能力。

第三，找出自己的优缺点以及怎样才能改正缺点，提高成绩。你的计划中应该包括：①在学习方面学校提供的帮助；②如何才能掌握这些技能；③如何评估自己的进步；④如何使用导师的反馈来帮助提高成绩。

第四，跟老师面谈时，说说自己的缺点，听取老师的建议。

第五，调整自主学习方法来满足新课程的需要，适应 PBL 评估方式。

第六，监控自己的进步及在 PBL 讨论课上的参与情况，记录自己取得的进步，重视成绩单中强调的标准（参见表 10.2）。

表 10.2 监控自己的进步

能力	相关技能	强项	需要提高的技能
交流和人际沟通技能	展示良好的倾听能力 阐明要讨论的问题 提出开放式的、有助于小组讨论的问题 尊重小组其他成员的意见 对已经讨论过的内容进行补充并横向思考 把深入理解作为目标 充满激情地与其他人合作		
解决问题的能力	发现问题 提出假设 收集信息 使用推理过程 解释临床和实验室发现的结果 权衡不同的假设，做出优先选择 设计治疗方案		

表 10.2　监控自己的进步（续）

能力	相关技能	强项	需要提高的技能
自主学习技能	设计一个满意的学习策略并付诸实施，补足知识的欠缺 充实个人知识和技能 找到所需的学习资源 评估自我学习策略的效果和效率		
团队合作	恰当地、卓有成效地跟小组其他成员交流 建设性地、批判性地讨论问题 给予、接受建设性的反馈，这些反馈有利于提升小组功能，改善表现、强化小组成员承担的责任 意识到自己所做工作的质量很重要		
医学知识	运用基础知识，来说明问题，理解问题		
敬业精神	在 PBL 讨论课上表现出以下特点： 　对讨论话题感兴趣 　充满热情 　有时间观念 　做好准备工作 　有责任心 　有积极性		

从反馈环节最大获益

建议 1. 态度积极

参加师生面谈时，应坚信反馈有利于自己的成长，并能从中受益。使用以下一些策略有助于保持自己对面谈的积极性：
- 想想跟老师面谈时如何能够帮自己找出需要提高的技能；
- 既不要否定自己也不要为自己辩解；
- 考虑掌握了这些技能后的价值；
- 将面谈视为一次通向成功的机会；
- 注意自己的肢体语言。

建议 2. 仔细倾听

见面之前做好准备工作，这有助于你倾听老师的意见，并对他们的反馈做出思考。倾听是成熟的标志之一，表示你愿意提高自己的学习。倾听能力不佳，有以下一些表现：

- 不给别人说话的机会；
- 不跟说话人进行眼神交流；
- 不注意听人说话，乱插嘴；
- 不在意讨论的内容，只顾发表自己的观点；
- 你提的问题表明你根本就不在听；
- 你的肢体语言表明你根本就不在听。

但是也需要注意以下一些方面，避免"过度"倾听：
- 花太多时间倾听；
- 对提出的问题不能做出恰当的回答；
- 不能表达自己的观点。

建议 3. 问有用的问题

在面谈时，询问问题要注意遵循以下 6 条原则：
- 表示对讨论的内容有兴趣。提问应集中在老师的反馈意见上；
- 询问是否有些特别的方法能够帮助你提高能力；
- 讨论要简短，问 2~3 个关键问题，然后再跟老师一起制订计划，看看自己需要做什么；
- 了解自己所在的大学能提供什么样的学术支持；
- 征询指导教师可否 2~3 周后再见面讨论进展；
- 感谢指导教师给自己提供了反馈，有机会提高自己的技能。

建议 4. 做出正确的选择

内控心理学的国际权威 William Glasser 认为，无论任何情形，重要的是我们做出的选择。内置于我们基因代码中的强大基因指令促使我们采取行动和做出选择。外部环境，包括奖赏和惩罚，只能给我们提供信息，并不能驱使我们采取任何行动。譬如说，面对同样情形，人们的做法和决定各不相同。因此，一段时间内处于某一奖惩体系的学生会将自己视为"不受控制"。在他们看来，成功和失败与外在原因有直接关系。

我们生来就有需求，基因指令我们满足这些需求，我们的行为反映了我们为满足这些需求所做出的最大努力。不过，并非没有选择的余地，求助于你的内在控制力，不要让自己为外在的因素所迫。当我们处于以下情形时，会觉得自己在自我掌控之下：
- 做出正确的选择；
- 观察自己的态度，确立正确的态度；
- 从不同的角度看问题；
- 对自己的行为负责；
- 用梦想指引自己的价值观，而不是为问题或形势所迫去采纳价值观。

建议 5. 跟老师一起制订计划

不要受老师负面反馈的影响。反馈是一个让我们能够提升表现，发挥潜能的好机会。失败是成功之母。教训是：在生活被恐惧掌控之前，演练一下遇到这种情形该怎么办。现在就马上开始着手解决反馈中所提到的问题：
- 讨论自己应该最先解决的问题是什么；
- 找出需要培养的技能和能力；
- 确定自己需要再多下工夫的地方；
- 给计划订一个时间表；
- 讨论能够给自己提供帮助的资源和大学支持体系。

建议 6. 马上开始自己的计划

试想一下，如果到学期末能掌握这些技能和能力，你就能获得成功，取得骄人成绩。不过，在计划付诸实施之前，考虑一下这些问题：
- 我现在要做出什么改变？
- 如果要取得成功，那我要设定什么目标呢？
- 惧怕什么？锁定生活中让你恐惧的一件具体事。比如说，做小组记录员，或在 PBL 讨论课上就一个问题进行辩论。畏惧会让你裹足不前，不能充分发挥潜力；
- 不管你对问题的回答是什么，从今天就开始努力吧，设想自己一定会成功。

建议 7. 侧重能力

培养一项能力需要花时间，不能一蹴而就。需要制定一个计划，计划好在某一时间段内要达到什么目标，以充分发挥自己的潜能。制定一个周密的计划，找出工作重点，每天都要干一点。还需考虑以下这些问题：
- 每天要留出多少时间培养能力，演练这些新技能？
- 考虑过制订短期目标和长期目标来培养这些技能吗？
- 是否准确地找到了需要努力的重点？

建议 8. 监控学习进程

监控学习进程的目的是：
- 确保按计划执行，保证时间的合理分配；
- 确保对工作充满激情；
- 引入自我激励办法，让自己专注于工作；
- 记录自己的进步，批判性地分析自己的反思日志；
- 发现新的学习需求和目标。

小 结

PBL 课程的评估目的是要培养学生各种能力和技能，其中包括认知能力、知识的应用、职业道德、沟通技能和以器官系统为基础的临床实践。评估中使用多种工具，如多选题、扩展配对题、PBL 式问题、简答题、学习档案、导师评估、学生日志以及客观结构性临床考试等。指导教师评估通常包括由教师填写的标准化评估报告和教师给每个学生的反馈。这种评估非常有用，因为它能够评测到传统方法评估不到的部分，比如说，聆听的技能、与小组成员沟通的技能、个人表现、应对不确定性因素和带有挑战性的情形、对小组活力和成功的贡献、展示自己的职业价值观如诚实、可信等。按照上文给出的建议，学生能最大程度地从老师反馈环节中受益。

拓展阅读资料

（略）

第十一章

考试成功的关键

> 命运不是机遇,而是一种选择。命运不靠等待,而需要努力实现。
> ——William Jennings Bryan

导 言

多年前当我还是个医学生的时候,我的一位朋友说过:"考试就像是装着礼品的盒子,很难说自己会得到什么礼物。"曾有几年的时间,我对这话深信不疑;那时我还是个学生,在跟别人交流对考试的看法时,我甚至还会提到这句话。但是多年之后,在我了解了医学教育并当过考官、试题编写人、课程设计者并且再次当学生之后,我不再认同那位友人的话了。考试不应该是个惊喜,优秀学生能找到试题的80%以上的内容,他们已经培养了那种能力和直觉,能够从所学的内容中找出关键性的问题,关注课程所强调的能力,以及对具有临床意义的概念进行批判性的思考。

本章将会改变你对考试的看法,向你揭示考试成功的方法。掌握了这些方法,并付诸实践,会帮助你提高期终成绩。我会列举学生在考试时出现的主要失误,并揭示如何从出题人的角度来思考——从一个全新的角度来为考试做准备。

做好考试准备

只看教材、课堂笔记不会提高你的答题能力。为了准备考试,你需要演练考试时需要做的事情。例如:

- 组织材料来证明某个假设;
- 构建一个流程图来展示内在机制和病人症状的发病机制;
- 通过问题寻找新信息,这些问题能够帮助在假说中找出重点,排除次要内容。

复习的目的是模拟考试中可能遇到的情形。考试题型和目标不同,这些情形也不尽相同。例如:在临床考试中如客观结构性临床考试(OSCE),这种考试由一系列设定时间的站点构成,每个站点侧重不同的任务,要完成的题目可能包括:①问诊并记下病史;②对病人进行检查并查明体征;③总结病史、临床症状及鉴别诊断;④回答考官就临床症状、诊断、需做的检验及总体的治疗方案所提出的问题。

因此你的准备应该集中在战略学习上。
- 收集考试信息，了解考试内容、考试时间及考试中会遇到的难题；
- 多花点时间回想一下所学的知识及如何应用这些知识解决问题，而不是只看课本和复习资料；
- 用往年的考题帮你了解考试内容及题型；
- 复习 PBL 案例、学习笔记和所做的总结。

备考对考试来说至关重要，以下一些步骤可以帮助你进行演练。

第一步　收集信息

如果你知道考试中要面对的挑战是什么，就会集中精力、磨炼技艺去应对。面临的挑战会包括：
- 考试的整体结构；
- 考试隐含的教育原理；
- 考试题型；
- 考官期待的答案；
- 考试所覆盖的内容、题目数量及每道题要花的时间；
- 每次考试在总分中所占的比重；
- 要考查的态度、技能及职业能力。

不要到最后一分钟才去做准备，学期初的时候就找到答案，还有一些具体的问题需要回答：
- 试题是侧重 PBL 讨论课、大课、研讨还是教材？
- 考试要考哪些技能？
- 考试会包括往年讨论过的题目吗？
- 试题侧重一个学科还是跨学科的？
- 包括什么题型？问答题、多选题、扩展配对题、病例分析题，还是 PBL 式的问题？
- 是不是所有的问题都要回答还是可以选做？
- 考题在结构上跟去年的是否一样？如果不同，差别是什么？
- 试卷有多少道题？考试时间是多少？有阅读的时间吗？

可以通过以下方法找到以上问题的答案：
- 在课程指导中或院系的网站上找到相关信息；
- 参加终结性考试复习课；
- 查看往年的试题；
- 向课程负责人或 PBL 指导教师咨询；
- 向参加过这些考试的学生咨询。

第二步　思考一下所涵盖的主要概念

复习备考应该侧重：
- 这一学期所学过的主要概念和要达到的学习目标；
- PBL 案例（问题），主要的大课，实习课资源和自己的总结（表 11.1 给出了用来总结学习目标的模板）；

- 行动计划——基于所收集到的关于考试结构的信息而制定。

表 11.1 主要学习目标的模板

周次	PBL 案例（问题）	大课	实习课	多媒体/其他资源	评价
1					
2					
3					
4					
5					
6					
7					
8					
9					
10					
11					
12					
13					
14					
15					

- 写下每周主要的学习目标；
- 每 2~3 周思考一下学习目标之间的关系。从多方面了解整体框架，例如：关于气短在哪些心血管疾病中讨论过，又在哪些呼吸系统疾病中提到过？尽量拓展这些联系，找到其他原因；
- 有计划、有策略性地复习。

第三步　研究往年的试题

通过做往年试题，你就能：
- 锁定这学期提出的重要概念和主题；
- 将所学的知识应用于实践并检验自己的理解；
- 测试自己整合知识、提出假设、做出优先选择及解决问题的能力；
- 在思想上做好考试的准备；
- 练习消除焦虑，尽可能有效地控制好考试时间。

第四步　复习学习资料

为了准备考试，需要的学习材料可能会包括：
- PBL 案例（问题）；
- 小组讨论时所做的笔记和学习主题的总结；
- 自己做的学习总结、流程图、作用机制、总结性图表；

- 大课笔记、研讨资料、PPT；
- 在线复习题（大部分学校开发了在线题库）；
- 选择用于复习的教材应对概念进行了整合、讨论了 PBL 案例、补充课堂所学；
- 人体解剖学图谱和用过的解剖图（保留各科教材，以备参考）。

  复习的时候使用这些学习资料应注意：
- 一定要理解复习内容隐含的主要原理；
- 用图表和流程图组织主要信息，呈现重要过程；
- 把大课和教材中提到的细节和 PBL 案例中提到的概念联系起来，能够探讨学科之间关系，学习基础和临床之间的关系；
- 不要孤立地复习某一个 PBL 案例：将学过的 2~3 个案例联系起来，思考它们之间的关系和及其临床表现。例如：咯血（吐血）作为学习主题可能在胃溃疡、肝硬化和食管静脉曲张中都出现过。想一想，它们主要的区别是什么？还有什么原因会引起咯血？对每种疾病的诊治要达到什么目标？
- 将复习过程和学习目标结合起来。问一下自己正在复习的信息怎样才能应用在考试中解答问题；
- 通过对机体的系统复习，可以在学科如解剖学、组织学、生理学、病理学、微生物学等和病人的症状和体征之间建立联系。这种方法通过 PBL 案例能够得以强化。

第五步　做好迎接不同类型考试的准备

每门考试都有它的难点。表 11.2 总结了考试测试的技能和要做的准备工作。

表 11.2　考试测试的技能和要做的准备工作

考核方式	考查的技能	需要做的准备
书面测试 （结合场景的多选题）	能力： 　回答大量涵盖课程核心内容的问题 　理解病例、题干和干扰项，多角度思考找出联系 　解释病例给出的线索，排除不太可能的原因，在有证据支持的基础上选择最有可能因素	解释病例给出的线索 理解问题 横向思维 权衡证据，排除干扰 在规定时间内完成答题 问题回答要全面 演练在考试的情况下回答类似的问题
临床考试 （如：客观结构化临床考试）	临床能力分成不同的部分（如：提取病史、腹部检查，读 X 线片） 能力： 　在规定时间内完成每一站点的任务 　展示沟通和交流能力 　展示操作技能	沟通和人际交流能力 理解问题 锁定关键问题、做出优先选择 操作技能 收集证据，权衡不同假设的正反面的证据 在规定时间内完成答题

表 11.2　考试测试的技能和要做的准备工作（续）		
考核方式	考查的技能	需要做的准备
PBL 式问题	能力： 　　提出假说 　　设计问诊方案 　　解释临床症状和检查结果 　　比较正反证据 　　证明假说 　　建立一个机制，展示疾病的发病机制 　　做出决定，处理不确定因素 　　设计治疗方案	解释病例提供的线索 横向思维 掌握问题中测试的认知技能 改变学习策略，满足需要 在规定时间内完成答题 演练在考试的情况下答题

考试时易出现的 10 种失误

失误 1. 回答不切题

分析：这是个常见问题：学生答题时没有紧扣题干中的关键词。原因如下：
- 没有认真看题；
- 没有准确理解到底要答什么；
- 没有想好就急着答题；
- 没有解释题干中的线索；
- 没有做好足够的准备。

建议：多读几次题干。在题干的关键词下划线，并问自己："这些关键词有什么意义？"，"我理解这个问题吗？"，"这个问题到底说的是什么？"，"回答时需要加什么小标题？"，"每道题我应该花多长时间？"，"这道题测试的是知识的广度还是深度或者二者都有？"，"我需要比较、证明还是提出论点？"，"我要用什么策略来答题：先画图然后再用文字？还是用表格？或者用流程图？"，"表格能起到什么作用？"，"如果用表格，需要用什么标题？"。

类似这样的问题会帮你正确理解问题，组织答案。

失误 2. 答题不完整

分析：许多考官都认为这是另一个常见问题。学生常常是花了很多时间，结果只答了问题的一部分。这并不一定是因为知识有限，更可能是因为他还没有看完题就急着回答，没有充分思考。

建议：在答题前，检查一下问题有几个部分组成，每个部分需要多长时间。此外，在各个部分下划线，还要养成习惯，答下道题之前，重读一下本题题干。

失误 3. 花太多时间回答某一个问题

分析：没有做好考试准备的考生通常会出现这样的问题。他们将过多的时间花在前几道题上，结果没有时间回答剩下的问题。大部分情况下，他们没有答完题，不是因为他们不会答，而是不知道该怎样分配时间。

建议：备考的环节之一就是了解考试中有多少道题、题型及考试时间。备考还应该包括演练回答考试时的类似题目，学会应对考试时心理的紧张及如何组织答案，在规定的时间内答完。如果给出每题的分值，会有很大帮助；花在 15 分题上的时间应该比花在 5 分题上的时间多。

失误 4. 没有组织好答案

分析：答案缺乏条理性可能会体现在以下几个方面：
- 没有用标题和副标题；
- 先回答了不太重要的问题；
- 讨论前后不一致；
- 讨论逻辑不清晰；
- 书写不清楚；
- 缺乏中心思想，没有针对主要原理；
- 答案没有都写在一起，未给阅卷教师写标注如"见最后一页"或"其他部分在此页背面"或"背面的答案不算"等。

建议：考虑问题主要问的是什么，如何才能给出最好的回答。开始前，用铅笔写出答题要点，并且考虑一下怎样写，要用多少纸。

答案组织得好对教师阅卷有很大影响，让他们能够看懂你的讨论，针对你提到的每一部分给分，找到里面的关键词和术语，对你的论证过程，推理过程及得出的结论进行评估。

失误 5. 没有达到考核要求的广度和深度

分析：这种失误跟前两个失误有关：学生没有理解问题考的是知识的深度还是广度，或者二者兼而有之。他们没有意识到题干中关键词的意义如："列举"、"简单概括"、"证明"、"给出证据"、"每一项都举例"、"讨论"、"解释"、"用流程图展示"、"画图来说明机制"等。譬如说，如果考官让你列表，是想了解你这方面的知识。而如果他们不仅让你列表，还要求每一项都举例或证明，那是想既了解你掌握知识的广度，又想了解你掌握知识的深度。

建议：清楚考什么，并且把握住题目中的关键词，这一点很重要。针对这一点进行准备能够培养你这方面的能力。做往年的考题，并就你给出的答案和所用的方法，向教师请教，听取教师的意见。不要把时间浪费在不相关的问题上或不重要的、答题时不需要的问题上。

失误 6. 没有给示意图做标注

分析：答案中用上了图示，但没有给各个部分加上名称，等于浪费时间。即便你的图示是正确的，也不会增加你的得分。图示反映你知道结构、器官或身体系统不同组成部分，它们的名称及相关信息。加名称很重要，名称应该标注清晰、正确。

建议：作为备考的一部分，需要练习画图及标注名称。标注了名称的图示通常有两个部分组成：主要结构和具体细节。两方面都要注意到。

失误 7. 紧张

分析：考试紧张可能是由于以下一些原因引起的：
- 没有正确使用考试策略或没有做好充分的准备；
- 考试迟到；
- 前一天晚上没有休息好；
- 花很多时间解决难题；
- 没有组织答案或没有计划好每道题需要的时间；
- 去考试的时候心态消极；
- 忙于处理个人问题（如：经济问题）；不能集中思想。

建议：考试紧张可以避免或尽可能缓解。找到紧张的原因有助于解决问题。

失误 8. 答题没有策略

分析：学生回答问题没有策略是因为：
- 关注了细节，而忽视了主要概念；
- 答题时犹豫不决；没能做出明确判断；
- 用词不当；
- 没有逻辑性；
- 没有切中问题核心；
- 没有使用合适的工具（如表格、流程图）；
- 表述重复；
- 表述不正确；
- 没有理解问题背后的教学理念；
- 没有吸引住考官或给出很能说明问题的回答；
- 没有计划好如何答题。

建议：想一想怎样才能尽可能地得高分。考试之前花些时间进行演练。

失误 9. 没有使用正确的科学或医学术语

分析：考官通常会在你的答案中找关键词。如：如果问的是支气管哮喘的致病原因，你可能会在回答问题时使用诸如这样的关键词："遗传性过敏"、"过敏"、"支气管痉挛"、"职业致敏源"、"大气污染"、"遗传因素"、"气道高反应性"、"炎症介质"、"血管渗漏"、"过敏原"等。

建议：适当使用相关医学和科学术语很重要，考官打分的时候会找关键词。

失误 10. 没有找到考场或找错了地方

分析：出现这个问题，往往是安排生活能力太差：没有认真仔细看考试日程表，将考试地点跟学校的其他地方弄混了，没有看地图或考试迟到了。

建议：查看地图找到考试地点。如果以前没去过，考试前一天去看看考场，计划好考试当天至少要提前半小时到场。

站在教师的角度来思考

教师会怎样设计考题呢？这个问题可能看起来有点奇怪。为什么需要了解教师用的策略呢？知道这个有什么用呢？

评估时有两方参与：你（考生）和教师（题目设计者）。双方均有各自的目标：你的目标是通过考试，教师的目标是设计题目对你进行评估，了解你是否具备课程要求的技能、能力和态度。那么，教师会怎样设计考题呢？

表11.3 对两个方面进行了比较，从中可以看出两个方面是否吻合，表明学生备考和教师出题有很大不同。

学生会从收集信息开始，包括试题结构、题型、题目总数以及往年的试题，不过通常会忽视课程规定的学习目标、能力、技能和考试背后的教学理念。

学生想把相关信息、表格以及相关的内容都背下来，但是没有把重点放在课程强调的主要原则和主题上。没有问自己这样的问题，诸如："课程的主要的理念和原则是什么？"、"教学内容要求达到的学习目标是什么？"、"如果我是教师，我要考什么？"、"往年的试题要求达到的学习目标是什么？"、"教师会如何将学习目标转化成考题？"、"除此之外会出哪些新题？"、"还有跟这些问题相关的概念吗？"。

能力、技能和评估工具

当前评估设计的趋势是测试课程要求的能力、技巧而不是考具体的题目、知识。因此，要选用合适的评估工具。例如：要考学生所掌握的知识，教师可以使用多选题和简答题，而要考学生运用知识来解决问题的能力，教师可使用病例分析题和PBL式问题。

表11.4 是根据 George Miller 概念金字塔（图11.1）改编的临床技能水平，列出了要测试的能力、与每项能力相关联的技能及相应的评估工具。

站在教师的角度来思考：小结

注意教师如何设计考题。有必要看看本门课的学习目标，即PBL案例、大课及用过的其他材料中涵盖的学习目标，还要考虑一下课程要求的能力、技能和主要知识及态度；想一想老师会怎样使用不同的工具来评估这些能力和技能；以前考试要求达到的学习目标是什么；考试的时候都使用了什么样的评估工具。复习备考时借鉴教师命题时使用的策略，就会更加明确自己的学习重点，锁定需要掌握的能力、态度和知识。

表11.3 教师如何命题和考生如何备考

教师（考核设计者）	考生（学生）
1. 学习目标 教师一开始通常会从学习目标着手，即PBL案例、大课、实习和课程中用过的其他材料中所反映的学习目标。	1. 收集信息 学生一开始会收集一些考试信息，如"这是什么类型的考试？""这次考试在总分中占多大比重？""什么题型？""需要写生化课中的化学方程式或化学公式吗？"

表 11.3　教师如何命题和考生如何备考（续）

教师（考核设计者）	考生（学生）
2. 能力、技能和态度 教师会按照课程结构，将这些学习目标归到不同的考核项目下，如能力、技能、态度等。	2. 设定目标，制订计划 通过收集到的信息，学生可以了解到考试的重点是什么，帮助他们关注学习过程，安排好复习及做好考试准备。 譬如说，如果试题强调的是对事实性知识的记忆，在学习中学生应将重点放在表格，记忆方法和回忆性背诵。 如果问题集中在题目的理解、解决问题，分析结果、提出假说、给出证据，那学生就应该采用不同的学习方法。
3. 考核工具 教师找到评估这些能力和技能的工具，包括多项选择、扩展配对题及简答题，PBL 式问题和客观结构化临床考试。 他们还要考查这些考核工具的信度和效度（见词汇表）。 使用这些工具时，如何才能和课程的指导原则一致？	3. 做过去的考试题 绝大部分的学生喜欢找过去的考试题来做。 这能够帮助他们适应考试题型。
4. 出考试题 在这个阶段，教师的命题需要反映课程强调的学习目的、能力、技能和态度。他们使用几种工具来确保这些技能和能力在不同的情形下都得到了测试。	4. 复习所学内容 绝大部分的学生认为尽可能多地复习教过的内容会有助于他们复习备考。
5. 试题评估 对这些题进行统计分析，听取学生的反馈有助于提高试题的质量。这并不是说要出一样的题，只不过是为了了解往年试题所体现的学习目标。	5. 向往届学生咨询 如果院系不公开以前的考试题，有些学生就通过向往届学生咨询来获取相关信息。这种方法没有什么帮助；甚至还有可能让你得到错误信息。

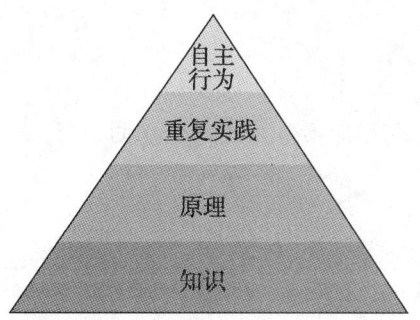

图 11.1　关于临床能力的 Miller 概念金字塔

表 11.4 考核蓝图：能力、技能和相应的评估工具

能力	技能	评估工具
知道： 评估学生回忆事实性知识的能力	理解概念 理解相关细节 整合知识 证明、推理技能 知识分类	多项选择 扩展配对题 简答题
知道原理 评估学生应用所学知识解决问题的能力	提出假设 整合知识 临床判断能力 收集资料能力 分析能力 使用"前推"、"回推"等推理办法 设计治疗方案	病例分析题 PBL 式问题
演示原理 评估学生在设定的场景中应用知识和技能的能力	提取病史 临床检查技能 操作技能 收集资料能力 应用知识和解决问题能力	计算机模拟练习 临床技能实验室操作 三级跳考试 客观结构化临床考试 标准化病人
付诸实践 评估学生日常应用知识和技能的能力	沟通和人际交流能力 做出优先选择 职业关系 临床技能 人际沟通能力 收集资料能力 决策能力 评估能力	直接观察 同学互评 教师评定量表 临床技能小测验 病人评分 全方位评估（见第十二章）

考试成功的 24 种方法

明智的判断来自于经验，但经验通常来源于错误的判断。

——Rita Mae Brown

考试成功与否并不只是取决于你在学习上花了多少时间；这还跟备考的质量、备考中重点复习的技能有关。下面列举的一些方法能够帮你找到复习要点，锁定成功。

➔ 方法 1. 围绕考试展开复习

复习学过的资料时，将重点放在内容背后的主要原理上。想一下如果考这个信息，那该

怎么答题呢？学习时带着思辨，找到以下问题的答案。"到目前为止的解释是什么?"，"内在机制是什么?"。"这些问题跟我已经了解到的有什么关系?""我的结论是什么?"复习的时候越投入，越将重点放在类似问题上，准备得就越充分，就越能想象出该如何将学到知识用于考试。

▶ 方法 2. 安排好复习备考时间

安排好时间很重要，这不仅是复习备考必须的，也是取得成功需要培养的习惯。培养自己合理分配时间，提高学习效率，争取在一定时间内达到既定目标，训练技能，集中注意力，做好参加考试的准备。不要在考试前最后一刻再学新知识。

▶ 方法 3. 想像成功

转换思想，积极向上。有得高分的愿望，避免消沉、远离目标的想法。不要让电话、访客干扰你，打搅你复习，特别是在考试前一天晚上或考试当天。

▶ 方法 4. 保持身体健康

注意考试带来的压力，这有可能增加在考试期间患病的风险。可以通过多种方法减少这种风险。考试前 3 周应该避免：
- 改变学习方式，例如，熬夜学习会扰乱睡眠规律；
- 过量喝咖啡或服用其他兴奋剂，因为这样会更加焦虑；
- 改变饮食规律。谨记要保持健康饮食习惯；
- 其他一些引起紧张的情形可能会让你更加紧张，如考试前学习时间过长。

还建议你试试一些放松的方法，合理睡眠，听听音乐，向家人和朋友寻求帮助。研究证据表明，听古典音乐能够让大脑中分管创造性思维的那部分兴奋起来，加快信息协调过程。

▶ 方法 5. 查看考试时间表

确认自己拿到的考试日程表是最终的版本，并相应安排自己的复习时间，查看考试地点。如果以前没有去过考试的地方，一定要去看看考试地点到底在哪儿。

▶ 方法 6. 做好准备

考试前一天，将所有要用的东西装在一个小包里放好，准考证、钢笔、铅笔、换好电池的计算器（如果准许携带的话）、荧光笔和直尺，早点休息。考试当天，不要再接触新信息，不要跟人争辩或讨论跟考试相关的话题，避免做增加紧张和焦虑的事情，争取在考试前 30 分钟到达考试地点。到早了没事，到晚了就坏处多多。

▶ 方法 7. 遵守考试纪律

进了考场，就要遵守考试纪律：
- 记住要按号入座，查看座位号；
- 仔细听考场指令；
- 教师没有说开始不要动笔；

- 读题时不要拿铅笔或写字，这是看题时间；
- 按要求完成以下任务如填写考号、座位号、科目代码、日期等，并检查是否填写正确；
- 一进考场，就不要再跟别人说话。

方法 8. 有效利用读题时间

- 仔细查看试卷封面的指令；
- 看看每道题各是多少分；
- 看看需要做多少道题，是否都是必答题；
- 如果考试前不知道每道题要用多长时间，这时看一下；
- 想一下要答的题有几部分组成；
- 如果可以选做，看看要做哪几道题；
- 确定从哪道题开始做。

方法 9. 缓解考试焦虑

一百年前，Yerkes 和 Dodson 探讨了学生焦虑的规律及其对学生的影响。他们指出，压力过小或过大，学习效果都不好，而压力适中，学习效果则最佳。有很多研究证据能够证明这一点。问题是如何能够通过压力达到好的效果。

证据表明，人们可以缓解考试焦虑的办法是：
- 开始上课的时候就做好应对压力的准备；
- 消除消极心态，积极向上；
- 使用诸如默念等方法缓解压力；
- 如果不能有效缓解压力，寻求帮助；
- 想象成功，相信自己的能力；
- 做好考试准备，做做往年的考试题。

方法 10. 在问题的关键词下划线

答题前一定要确保看懂问题。问问自己："这个题是什么意思？"，"我答案里需要提到的主要问题是什么？"。你的回答越扣题干中的关键词越好。

找到问题中的带有"指示性的"的话语，这一点很重要。一般指示性的话语包括：
- 解释
- 列表
- 证明
- 举例
- 两者间的不同
- 给出证据/原因
- 构建/建立机制
- 讨论
- 描述
- 展示

- 比较
- 评价

找到这些指示性的话语很重要，因为这些语句，你回答问题的方式可能会有很大区别，比如说，是让列举气短的原因，还是让证明病人气短是由肺部纤维变性引起的，还是构建病人气短的机制。

➡ 方法 11. 答题完整

压力过大可能会让你慌张，不能完整回答问题。要避免这种情况，就要认真读题。在问题每一部分的开头标上数字，答完问题后，再检查一下是否每一部分都包括在内了。

➡ 方法 12. 不要慌张

如果你要做简答题，不要急着去写答案。花 1~2 分钟，整理一下思路。用铅笔写下要包括的主要概念，逐项核对。还要写下答案中要包括的分论点。再看看问题，检查是否涵盖了主要概念。然后开始答题，回想你要答的内容，并做必要的增减。

➡ 方法 13. 选好答题方式

对题干中的关键词、需要阐述的问题越清楚，就越知道回答问题的最佳方式是什么。譬如说：

表格在比较概念和展示各部分特点时很有用。如果觉得表格是回答问题的最佳方式，想想需要几栏、每栏的标题是什么，表格中包括几项内容。

图示也很有用，可用来展示不同结构、关系，及各部分的功能/结构。注意标注要正确。

流程图可用于展示事件的顺序、因果关系、影响因素的分布和进展过程。

方框的用处在于给出要点、原因、假说及列举因素。

有些问题可能会要求使用上述一种或多种工具来答题。

➡ 方法 14. 适当使用关键词

围绕着每个问题都会有一些关键词和术语，答题时要提到这些词和术语。教师阅卷时会找这些关键词。会考试的学生通常会采用头脑风暴，把跟问题相关的关键词都列出来。他们还知道答题时怎么在每个小标题下用这些关键词。答题时用的关键词越多，且使用恰当，那得分就会越高。

➡ 方法 15. 不要前后矛盾

有时，学生不清楚该说什么，犹豫不决，回答就会前后矛盾。教师会注意到这些相互矛盾的语句，知道学生答题很费劲，不能给出正确的观点。如果答题时前后矛盾，就会丢分。有些学生虽然回答得前后矛盾，但未必是不知道正确答案。在许多情况下，他们是没有认真看题，没有留出足够的时间理解题意，比较正反证据，组织自己的思想，以及没有安排好答题方式。

➡ 方法 16. 有机地编排答案

记住答案不仅包括大的框架，还有充分的细节。有些学生要么只给提纲没有细节，要么就是大概提到了框架，而把重心放在细枝末节上，两种都不可取。会考试的学生知道如何将这两个方面有机地结合在一起。

➔ 方法 17. 回答要重点突出

许多学生将大量时间花在漫无边际的回答上，没有抓住重点，没有扣住问题核心。如果想写个开场白，引出答案，写1~2句话即可，然后切入正题。如果问题是要求给出原因或提出假说，先谈相关的重要原因，把不太重要的原因放在后面再说。

想一想怎样才能让教师知道你看懂了这个问题。回答要清楚、有条理，没有废话，表明你理解深刻、切题，回答时没有犹豫。

➔ 方法 18. 不要过度解释

如果要求解释临床表现、实验室检查结果，不要反复说明。解释时要注意：
- 肯定你理解了问题；
- 一定要将解释和病例及临床发现联系起来；
- 先说常见的；
- 比较正反证据，分析支持论点的检查结果；
- 讨论其他的可能性，解释为什么这些可能性发生的几率低；
- 多角度思考，找到相互关系。

➔ 方法 19. 给教师留下深刻印象

如果问教师什么样的答案得分高，绝大部分会说答案应该：
- 回答切题
- 结构清楚
- 字迹工整
- 句子完整，表述清楚
- 尽可能具体
- 有必要例子
- 显示答题人理解了问题
- 回答全面，表明了对这一题目的理解
- 没有废话
- 观点有据可证

这些都是普遍原则，应该养成答题时考虑这些原则的习惯。

➔ 方法 20. 回答要具体

教师希望你的回答清晰，做出的选择要具体。譬如说，问在这个阶段给病人做什么样的检查，许多学生可能会答道，"(1) 验血，(2) X线片，或 (3) CT扫描"。这种回答一点用都没有。教师希望你能够具体一些，比如说，回答，"(1) 全血检查和血液涂片，(2) 右前臂 X 线片，或者 (3) 颈椎 CT 扫描"。

方法 21. 避免电报式回答

有些学生答题是电报式的，句子不完整，没有意义。这样的回答让教师看不懂，结果就丢分。

会考试的学生写出来的句子是这样的：
- 目的清楚；
- 没有含糊不清的语言；
- 答题清楚，不啰嗦；
- 意思清楚明了，教师不用再读一遍就能明白所说的意思；
- 使用与问题相关的关键词和科学术语；
- 吸引读者：句子和段落经过思考，编排有条理；
- 切题。

方法 22. 解释缩略语

一般而言，考试中不应该使用缩略语，即便是常用的也不要使用，除非把它们拼出来，缩略语通常不止一个意思。使用正确的单位，如"mmHg（毫米汞柱）"是血压，"℃（摄氏度）"是体温，"每分钟"是脉搏的频率和呼吸的频率。

方法 23. 合理安排时间

有些学生将太多时间花在一道题上，结果剩下一道或几道题都没有时间作答了。下面的一些策略能够帮助你安排好时间：
- 按照每道题的给分来调整答题时间。譬如说，考试时间是 2 个小时，总分是 120 分：第一题 25 分，第二题 15 分，第三题 20 分，第四题 20 分，第五题 15 分，第六题 25 分，你可以这样分配时间：第一题 25 分钟，第二题 15 分钟，第三题 20 分钟，第四题 20 分钟，第五题 15 分分钟，第六题 25 分钟。
- 比规定时间提前 2 分钟答完；剩下的时间可以用来做最后检查。
- 考试时安排好时间很重要，这需要在考试前演练。

方法 24. 全面检查一遍

将考试最后 10~12 分钟留出来用于检查：
- 确保没有漏题且每道题都答全了；
- 将问题和回答对照一下；
- 在答案标题和小标题下划线。

小 结

要想考试取得好成绩就需要掌握许多技巧，所以要将目标锁定在课程考核目标上。考试 10 大失误这一部分强调了一些小问题，但它们能够决定你的考试是否成功。站在教师的角度上来思考问题，转变复习方式，从教师的角度而不是从学生的角度来准备考试。清楚每周的目标，了解课程中重点强调的能力、技能，演练考试中可能遇到的情形，利用上文提到的 24 个考试方法，你的期末分数定会显著提高。

拓展阅读资料

（略）

第四部分

问题导向学习中成功的学生

第十二章

非认知技能和职业精神

> 我们的职业是治病救人。我们会根据病人具体情况选择正确、良好的诊治措施。所谓正确是以科学及临床证据为依据；良好则指以病人的价值观和行为习惯作参考，再加上医生自己的临床判断做出的医疗救治行为。
>
> ——Lynne Kirk

导 言

虽然医学科学知识、推理能力、解决问题的能力和临床实践能力对优秀医生来说不可或缺，但病人可能并不这样认为。病人知道医生的诊病、治病能力很重要，但如果医生既掌握了先进的知识、精湛的技术、又对病人态度亲切、诚实守信、合乎伦理道德规范，他们会说医生很"不错"。以上是职业精神的基本特点，可用于整个医疗卫生行业。培养医学和卫生相关专业的学生具有这方面的能力是医学教育的基本任务。

职业精神已成为医学、护理、理疗、口腔及其他卫生院校本科教育的重要部分。有效的职业精神训练需要培养一系列的非认知能力、人文态度和道德思考能力，并且能与提供医疗卫生服务和法律支持的不同职业合作沟通；重点不仅包括教材上强调的一些伦理上有争议的问题，如堕胎、安乐死、基因检测和咨询等，还包括年轻医生日常所遇到的道德、伦理和职业问题。

非认知技能

当前的医学教育中，技能和能力的课程可分为两大类：

1. *认知技能*（cognitive skills）：提出假设、设计问诊方案、寻找新信息、比较正反证据、实施诊疗、使用信息技术、设计治疗方案、解释实验室检查结果、做出恰当决定。
2. *非认知技能或行为*（non-cognitive skills or behaviours）：共情能力、诚实可信、沟通和人际交往技能、责任心、协作精神、文化素养和不断进步的能力。（见表12.1）

表 12.1　理想的非认知价值观和相应行为举例

价值观/品质	行为
共情能力	跟病人及其家属交流时，行为举止表现出对他们的尊重 能够控制自己的态度 体谅病人的需求
诚实可信	承担责任 信守承诺 替病人保密 不存偏见 跟病人建立和保持合乎伦理的关系 以病人和社会利益为先 工作中注意伦理道德问题
沟通能力	良好的倾听能力 不讽刺人 有耐心，不是充满破坏性或敌意
人际交往技能	能够跟其他人合作 能够鼓励并调动人的积极性 态度乐观 知道如何为团队的其他成员服务 为他人打开机会之门 方法适当 让病人满意
责任心	准时 态度积极 勇于承认错误 重视结果
协作精神	团结他人 跟他人分享信息 关注人而不只是任务 愿意与他人合作
文化素养	尊重来自于不同文化的人 能够跟不同背景的人建立联系 不评判他人 发展与来自其他文化的人之间的相互关系
不断进步的能力	寻求发展新的技能 向病人、同伴、学生和指导老师学习 监控自己的进步 制订学习计划 从反馈中学习

非认知技能：成功不可或缺的因素

如果你拥有了这些技能，就会：
- 得到别人的尊敬；人们愿意跟你合作、寻求你的帮助；
- 有机会获得领导职位，发挥影响力；
- 无论在哪儿工作，都给人留下深刻印象；
- 创建一个健康、成功的工作环境。

什么是职业精神？

医疗工作要以病人为中心。要想在工作中取得成功，需具备必要的职业能力、照顾好病人能力、医学科研和临床工作能力。研究证据表明：医疗水平之所以不令人满意，其原因更可能是由于行为和态度没有体现出职业精神，而非缺乏科学知识和临床技能。

职业精神是本科期间就需要培养的主要能力之一，这有助于理解自己的职责，反思自己的行为。职业精神由一套价值观、行为、品质和关系构成，这是公众对医生和其他卫生人员信任的基础。作为职业精神的一部分，价值观包括：
- 发展职业要求的道德和伦理价值观；
- 合理利用行业间的合作，与提供卫生服务的各方面做好沟通交流；
- 了解相关卫生法律知识；
- 上文中提到的非认知技能，如共情能力、诚实守信、责任心、人际沟通能力。

培养职业技能

应该将培养这些技能和品质作为目标之一，不要只学习基础医学知识，而将职业技能留到临床阶段。PBL 在课程的早期阶段就已经开始侧重这些技能。练习这些技能，抓住每个机会，反思职业精神中的价值观和品质，把它们变成自己的习惯性行为；关注了这些，采取的方法就会行之有效。下面这些建议可能会起到一些作用：

建议 1. 了解期望是什么

第一步是明白成功需要具备的品质和采取的行动。对这些品质和行为理解得越深刻，就越容易学会。有些学校做出规定，明确指出什么行为不可以接受，在教学中提倡好的行为。

建议 2. 向榜样学习

榜样的示范作用是医学和其他相关学科课程中不可分割的一部分，贯穿于本科学习的各个阶段。我们视为榜样的人是那些激励我们、对我们的工作起示范作用、促使我们培养新技能、激发我们潜能的人。要想掌握一些必要的非认知技能，最好的方法之一就是观察优秀教师和职业人士的做法，看他们如何处理棘手问题，如何向病人陈述，如何处理涉及道德和伦理的问题，以及如何与同事团结协作。大课或研讨班无法传授这些技能，培养这些技能的方法是跟已经掌握了这些技能的人密切合作。如果有这样能成为榜样的优秀教师，要花时间跟他们密切合作。

在 MEDLINE 和 High Wire 数据库中搜索"优秀教师"、"榜样"、"导师"等关键词，结果显示"榜样"这个主题正在吸引越来越多的关注，1978年1月—2003年12月期间出现这些关键词的英语出版物的数量是180个，其中三分之二以上出现在1999至2003年。（图12.1）

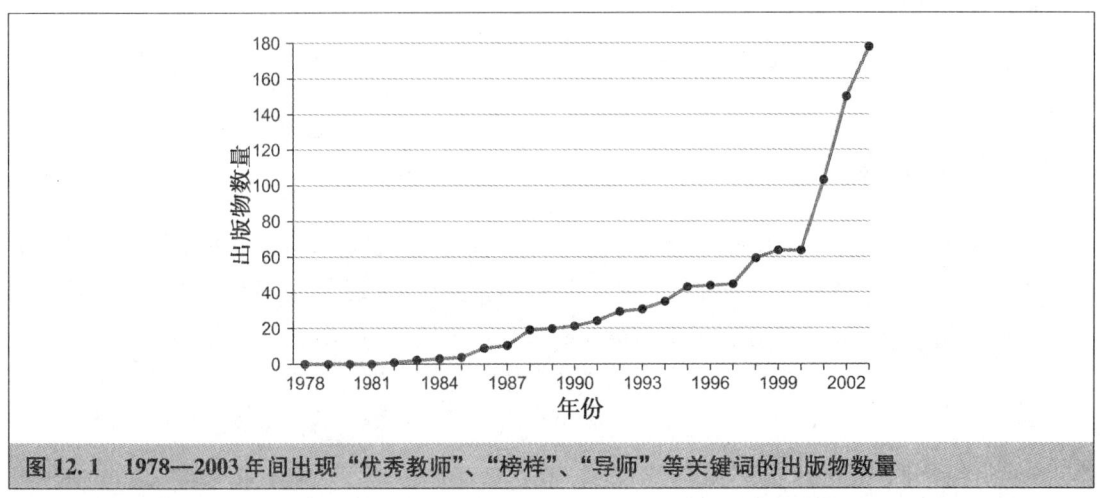

图12.1　1978—2003年间出现"优秀教师"、"榜样"、"导师"等关键词的出版物数量

建议3. 反思医患故事

Stern 和 Papadakis 发表于《新英格兰医学杂志》的文章中写道：

"故事是传播文化价值观非常有效的方式；职业行为准则通过故事在医生中世代相传。医学故事的开头通常是"我曾经碰到过一个很好的病例"或"我做实习生的时候"，接下来就是一个故事，讲述了一个引人入胜的病例，告诉人们当医生是怎么回事。William Carlos Williams, Jerome Groopman, Atul Grawande 等人的作品将这个过程描述到了极致，人们每天在餐桌边、走廊上、医院外互相讲着这些故事：一个濒临死亡的病人如何起死回生；如果不再多问一句就可能误诊；护士观察到的一件事提醒人注意到了一个意想不到的问题。这些故事不仅能够传播职业价值观，而且还讲述了我们如何通过努力（有时可能是失败的经历）达到最高职业准则。传统的讲故事的方法对学生来说有教育意义，但是要将这些故事纳入正式教学计划中却很具有挑战性。"

反思这些故事能够帮助学生学会：
- 从病例隐含的伦理道德争议入手；
- 如何处理具有不确定性的棘手问题；
- 如何将遇到的情况告诉你的同行，征求他们的意见。

建议4. 寻求帮助

许多医学院都营造了一种学习文化，提供学生帮助服务。要想充分利用这些服务，首先要看自己需要哪种类型的帮助，什么样的服务能够帮助自己。有效使用学生帮助服务能够使自己：
- 培养新技能和能力；

- 练习使用和实践学过的技能；
- 听取老师和同学对自己表现的反馈；
- 针对具体的任务进行练习来达到目标；
- 得到支持和鼓励；
- 对自己和自己取得的成绩感觉良好。

建议 5. 从反馈中学习

我们经常忘记了形成性评估给我们提供了一个提高学习和明确目标的机会。正如第十章讨论过的那样，形成性评估的目标是对以后的学习提供指导、树立信心、提倡反思、促进学习。

反馈是在形成性评估之后，其目标是针对学生的行为和特点，提供机会让他们能够监控进展、改进不足及获得新能力和技能。

建议 6. 实行全方位评估

全方位评估是一种对行为表现进行评估的机制，是来自与被评估人所接触过的每个人给出的反馈；例如，同事、病人、护士、临床医生、年轻医生、医学教育者及其他卫生相关人员。由于这种评估来自于方方面面的人，所以有助于帮你发现需要提高或培养的技能。

建议 7. 改进态度

如果我们能够控制自己的态度，就能：
- 改善与他人的关系；
- 展示理想的职业能力和技能；
- 实现目标，发挥潜力。

建议 8. 将这些行为转化成习惯

每天练习这些行为，就能将它们转化成习惯，给你和你服务的社区带来益处。这个过程的部分内容包括：
- 重点改变自己行为和习惯，而不是环境；
- 努力做到不自私；
- 监控进展；
- 强调要取得的成果。

小 结

非认知技能对成功来说至关重要，它们也是职业精神的重要组成部分。

职业精神有助于你理解自己的职责，让你能够对自己的表现进行反思。它由一系列价值观、行为和关系构成，是公众信任医生和卫生相关行业人士的基础。

优秀的医学和卫生相关专业的学生在课程的早期就要注意提高非认知技能，掌握这些技能，并将它们转化为习惯性行为会给他们本人及所服务的社区带来益处。

拓展阅读资料

（略）

循证学习

受到医学委员会的纪律处分和在医学院校的早期表现

医学教育中把职业精神作为一种能力评价的主要内容，这方面的证据是有限的。在一个病例对照研究中，研究人员将受过纪律处分的实习医生与其以前在医学院的非职业行为进行了对比。他们还具体审视了一些特殊类型的行为，这些行为类型具有预测性，能够提示以前在医学院有过非职业行为的实习医生受纪律处分的可能性。

研究包括了三个医学院校的 235 名毕业生，他们在 1990 年和 2003 年期间受过一个州立医学委员会（有 40 个州立医学委员会）的处分，把他们作为实验组医生，按照医学院校和毕业时间，找出 469 名医生作为对照组进行配对。从医学院校得到的预期变量包括有无非职业行为的描述、成绩、标准测试分数和人口学特征。按这些描述进行总体分类，将那些满足非职业行为条件的学生进一步分成八种行为类型，并按严重程度给出等级（从中等到严重）。

结果显示，受医学委员会纪律处分跟以前医学院校的非职业行为之间有很强的联系（比值比 3.0；95% 的置信区间是 1.9 到 4.8），受处分的人群归因危险度为 26%。跟处分联系最为紧密的非职业行为类型是严重不负责任（比值比 8.5；95% 的置信区间是 1.8 到 40.1）和自我改进能力严重不足（比值比 3.1；95% 的置信区间是 1.2 到 8.2）。此外，医学委员会的纪律处分还跟考入医学院校的分数低及在医学院校前两年的学习成绩差有关（人群归因危险度分别是 1% 和 7%），不过跟非职业行为相比，这些变量的影响较小。

研究人员得出结论，实习医生受医学委员会纪律处分跟其在医学院校的非职业行为很相关；显示最强相关性的是那些不负责任、自我改进能力差的学生。职业精神在医学学术和一个人的整个职业生涯中起到至关重要的作用。

经出版商同意改自：

Papadakis MA. Teherani A, Banach MA. et al. N Engl J Med 2005；353（25）：2673-2682.

更多信息，见：http://content.nejm.org/

第十三章

成功的 22 条法则

> 要取得成功，必须坚定信念，充满激情，让梦想成真。
> ——Anita Roddick

导 言

成功并非偶然。成功是在追求目标的过程中，能够连续工作，不轻言放弃，行动具有战略性，目的明确；成功始于心态积极、目标清晰、渴望有所作为，想让自己的生活对同龄人、未来的病人、社区及合作过的每个人有所影响；强烈渴望发挥自己的潜能，实现自己的梦想。不过，希望实现是一回事，准备努力则是另一件事。只有从内心深处相信自己，才算做好了准备。

第一步就是看到变化，相信自己的能力和技能，克服自己的缺陷。在挫折失败中看到希望和成功，会让你摆脱羁绊，迈向成功。

从历史上来看，人们之所以取得成功，是因为致力于追求目标，改变思维方式，做了发挥潜能、快乐生活的准备工作。作家和临床心理学家 Ben Sweetland 说过："成功是旅程，而不是目的地。"人们用一生去追寻成功，关注并享受这一旅程中的每一刻。

本章着重介绍成功的 22 种法则，了解这些法则并把它们应用到学习的旅途中。

法则 1. 了解自我

要想取得成功，第一步就是发现自我、了解自我及自己在生活中真正想要什么。问自己以下这些问题："我是什么样的人？""我怎么评价自己？""其他人是如何看我的？""我的生活究竟是怎样的？""我为什么学医学/物理治疗/护理？""我想成为什么样的卫生工作者？"这些都是具有启发性的问题，能够激励你思考，从而帮你发现自我。

了解自我很重要，因为你想知道：
- 自己生活中的动力是什么；
- 自己对自我和生活的评价；
- 自己最想要的是什么；
- 自己的价值观和特点；
- 自己的技能和天赋是什么，该如何发挥；

- 要发挥潜力，实现梦想，自己需要学习的能力和技能。

法则 2. 明确目标

　　成功人士生活有意义，人生有目标。但是许多人并不很清楚自己的目标是什么，他们的生活围绕着每天的日常琐事。

　　人生目标反映了人们在生活中最看重的是什么，目的是什么。你的目标就是"个人使命宣言"——在追寻成功的人生旅程尽头，你渴望得到什么样的墓志铭，那么就把它作为评价自己人生的标准。

　　目标并不仅仅是一句话，它是能源，能够每天给你提供燃料，让你朝目标进发，释放潜能；它助你克服旅程中遇到的障碍，坚定自己要走的道路，让你满怀信心，清楚重心。目标是对自我的一个概括——想成为什么样的人，过什么样的生活，对周围的人产生什么样的影响。

　　要想获得成功，需要明确自己的人生目标：
- 自己在这儿做什么？
- 自己想达到的目标什么？
- 自己最关心什么？
- 自己想为之奋斗的是什么？
- 自己的原则是什么？

法则 3. 确定目标

　　我们经常将目标和目的混淆。目标不是目的，目标是想实现的，要达到的，而目的是进展过程。

　　设立目标对于个人成长来说是非常重要的环节。我们都需要有一个清晰的想法，知道自己想达到什么样的目标，想改变什么，希望看到努力取得了什么样的结果。

　　人们之所以不喜欢设立目标，原因在于：
- 觉得设立目标会限制自己的自由；
- 即便是定了目标，也有可能不按计划实施；
- 相信自己的重点会变化，所以设立目标没有意义。

　　为什么要设立目标呢？
- 要有一个瞄准的对象；目标可以指导你的行动；
- 定目标对个人提高和发展至关重要，是发挥潜力的关键；
- 定目标坚定你的决心，让你加倍努力；
- 目标指导你的行动；
- 目标培养你的毅力，提高克服困难的能力；
- 目标帮助你监控进展，给你带来成就感；
- 目标迫使你区分重点，更合理地安排和使用时间。

　　目标应该：①清楚，重点明确，具体；②反映目的和方向；③在规定的时间内能够完成；④锁定重要价值观；⑤有意义；⑥激发积极行动；⑦一旦实现对你的生活意义重大。

　　明确自己的目标很重要，不过要灵活。随着时间的推进，变化随之产生，不可避免、不可控制，所以要灵活，适当调整计划。

法则 4. 相信自己的能力

你的能力无限、聪明智慧、有创造力、才华横溢,办事得力。不过,你最大的力量来自于自我定位,对自己信心无限是你真正的能量之源。相信自己、相信自己的能力,会塑造你的期望和愿望,愿望决定你的态度和行为,行为决定别人与你的关系和他们对你的看法。信心十足会给周围的人留下良好印象。

Denis Waitley 曾说过:"如果相信自己能行,那或许就能行。如果觉得自己不行,那就肯定不行了。信心是点火开关,让你发射升空"。

该如何运用想象力来创造未来呢?

- 说说自己的目标、自己的梦想、自己的远见。考虑一下,一旦这些梦想成为现实,自己的生活会发生什么样的改变;每天都用这些想法赋予自己力量。
- 期望好事来临,事情可能会果真如此。如果有信心获胜,我们就会努力工作,关注结果。如果没有成功的期盼,我们就会犹豫不决,不会全力以赴。积极的自我期望是实现成功的重要因素。
- 在头脑中编制成功程序,不断肯定它,它带来的力量会改变你的想法、感情、行为、态度和肢体语言。心之所想,行之所向:积极、有毅力、有爱心、能力强、愿意帮助别人、有才华、技术娴熟及愿意学习新技术。
- 做自己生活的主人,不要因为挫折或遇到挑战而退缩,以必胜姿态迎接挑战,对自己和自己的行为负全责,不要把责任推到别人身上或找借口。想想此刻如何才能有效加以利用,你不可能控制以前或今后发生的事情,但是能够掌控此刻,珍惜现在。

法则 5. 从遵守纪律开始

没有纪律性,在任何行业都不可能取得成功。没有自律性,计划也就不可能完成;只有坚持自律的人成绩才会不断提高。

自律是指哪些方面?

1. *个人责任心*:举止行为表现出可靠和自控。例如:如果你珍惜别人的时间,就准时到会。考虑以下这些问题:
   作为学生,个人责任对你来说意味着什么?
   你是怎么管理时间的?
   你能准时参加会议、查房、讨论课、大课吗?
   如果事情出现差错,你敢于承担自己的责任吗?
   你能按时完成工作吗?
   你需要做出什么样的改变才能展示自己的责任心?
2. *优先选择*:生活中有些事情需要优先处理。安排好时间、清楚生活中的重点是取得良好结果的关键。
   你的重点是什么?
   你是怎样做出这样的决定的?
   了解自己的重点为何是自律性的体现呢?
3. *毅力*:面对压力、紧张、困境、挫折,能够始终坚持自己的目标。毅力就是拒绝让步,让你能够利用失败和压力,重新开始,更加努力。

你怎样看待挑战和困难？
面对困境你会采用什么措施？
坚持对你来说意味着什么？

4. *个人价值观*：我们的信念；我们的价值观决定我们会看重生活的哪些方面，赋予我们行动的力量。个人价值观的具体体现是：真理、经济利益、素养、智慧、责任、自由、和谐、独立、家庭、对他人的关心、纪律等。

你生活的价值观是什么？
你会继续在生活中贯彻哪些价值观？
你的价值观如何影响你的成功？
自律如何能够改变你的生活？

- 自律性越强，回报越多；
- 只有通过自律，才能实现过去没能实现的目标；
- 自律性是一种思考习惯，其产出是自尊；
- 自律性帮助你做出艰难的决定，顶住紧张、压力和恐惧，坚持下去；
- 有了实践经验和纪律观念，你就会相信自己的能力，避免错误；
- 自律观念和强烈的责任感是面对挑战和挫折能够坚持下去的基础。

法则 6. 从失败中学习

从失败和错误中学习需要勇气。信息时代的大师比尔·盖茨，曾每年都出版、改编一个题为"微软的十大失误"的备忘录。他的目标不是要强调犯下的错误，而是要激励微软的每位员工从错误中学习。从失败和错误中学习，是取得成功、达到卓越的有力工具。

失败不能：
- 偷走你的技能；
- 阻止你继续尝试；
- 妨碍你达到目标；
- 动摇你的决心；
- 剥夺你的快乐。

但失败能够指导你获得成功。温斯顿·丘吉尔曾说过："成功就是从一个失败到另一个失败，却从不气馁。"失败能够让你完善自我：
- 增加经验，提高学习技能；
- 坚定必胜的决心；
- 让你更加努力，改进自我，致力于重要目标；
- 带给你智慧。

法则 7. 培养责任心的艺术

Vince Lombardi Jr 在他的《如何才能成为第一名》一书中提到："承诺的本质就是做决定。'decision'这个词的拉丁词根意思是'切断'，就像外科手术中的切开。意思是如果你承诺了做某件事，就切断了做其他事的可能性和所有的借口。"

当人们具备了责任心，就会表现出：
- 有远见；

- 有献身精神、专心致志，知道自己要走的路；
- 能够将自己的梦想、希望和诺言转化为现实；
- 即便遇到困难或挫折，仍然坚持不懈；
- 有敬业精神，目的明确，不为当前所困。

通过承诺能够：

- 克服局限；
- 将疑问转换成信心和现实；
- 建立自信，让远见继续成长；
- 不受所面临的障碍、挑战所羁绊；
- 赢得周围人的尊敬。

培养责任心没有什么诀窍，没有人能够替你培养责任心，需要自己去培养。要实现自己的承诺，或许会做一番自我斗争，因此要通过反思性日志监控自己的进展，从别人的反馈中学习。毅力、意志力和自我调控能力在这个过程中非常重要。

法则 8. 用心倾听

倾听技能是可以培养的。倾听的作用在于它是一种有效的交流方式。想取得成功，就要努力提高倾听能力。

如何才能提高倾听能力？

1. *将注意力放在交流对象上*：虽然注意交流的内容和思想很重要，还需要关注你正在交流的对象。如果不同意他人的观点，有自己关注的层面，想发表不同见解，那么就首先看看自己是否听懂了别人所说的话。然后：

    承认别人的观点有意义，说明自己的见解；
    注意原则而非细节；
    注意说话的语气和肢体语言：交流中的 80%～90% 是通过肢体语言；
    不要争论；
    要简洁；
    确保你的观点中没有个人偏见；
    有效交流；
    避免讽刺或使用不恰当的语言。

2. *避免潜在的障碍*：许多障碍可能会干扰你的倾听，这些干扰包括：

    环境的干扰，如：电视、电话；
    情感：倾听时情感过于投入，就有可能只听进去了我们想听的而不是别人实际说了什么；
    自傲：认为别人说的没有什么意义，不如我们知道的多，或认为从别人那儿学不到什么东西；
    急着下结论：如果对别人要说什么，我们预想过了或预想得过头了，就会错过要点，得出错误结论；
    插话：如果经常插嘴，就会不让别人充分说出自己想说的话；
    缺乏信任：如果缺乏信任，我们就不会仔细倾听，爱挑苦人，或没有充分认识到别人的话有什么意义。

3. 强调理解。
4. 将倾听转化成积极的、富有挑战性的思想任务。

法则 9. 改善心态

你是谁不是由你的学历、住处、长相、朋友决定的，而是由你的态度决定的。态度是你的思维习惯：如何看待事情，如何看待自己和他人，如何应对挑战，如何看待机会等。因此，如果想改变自己的心态，就要改变自己的思维方式。

心态对你的生活有什么影响？

- 心态决定你如何看待挑战和困境。积极的心态让你关注解决问题的办法、将要取得的成功，而不是只看到挫折和压力；
- 心态决定你如何看待自己的能力和技能。积极的心态带给你信心，愿意去努力取得成功；
- 心态还影响到你如何看待别人。心态消极的人不信任跟他们合作的人，想到的是竞争而不是合作；心态积极的人能够培养同伴的自信心，喜欢跟别人合作，发展跟他人的关系；
- 心态决定你对成功的看法、成功的潜力。心态消极的人怀疑自己成功的能力，总想到失败，埋怨环境，找借口；心态积极的人想着成功，重视和使用自我激励实现自己的目标。

如何才能培养积极心态：

- 改变思考方式，就能改变自己的心态。关注这样的话语，如："即便情况不好，我也想积极思考"，"我想要有建设性"，"我想改变自己对……的看法"，"我想有积极影响"。在改变自己思维方式时，这样的话能激发你思考、吸引你、影响你思考的方式；
- 调整自己的想法、说话方式和行为；
- 想象一下积极心态对你和你身边的人会有什么影响，考虑一下这些变化会如何影响你的生活，及可能带来的机会；
- 每天演练，强化这些新的心态；监控自己的进步和所学知识。

法则 10. 展示自己最好的一面

把自己最好的一面展示给别人，跟他们交往，让他们知道你多么在乎他们。这样就会强化跟他人之间的关系，对他们产生了积极影响，感到很有成就。练习这种态度的过程中，你也会建立自己的人格，变得不那么自私了。

为什么要把自己最好的一面展示给别人？

- 如能展示自己最好的一面，跟别人建立关系的可能性也就越大；
- 先考虑到别人，尊重他们，赢得他们的信任，与他们建立一种亲密关系；
- 把最好的一面示人，别人也会对你报之以礼。或许还会以一种意想不到的方式出现，让你感动。

法则 11. 改掉不良习惯，养成好习惯

不良习惯是一种后天习得的、不好控制的行为模式。任何习惯都有可能变成坏习惯，刚开始的时候可能很吸引人，不过慢慢地就变味了。一旦坏习惯扎下根来，其危害可能是灾难

性的。不良习惯会以多种多样的形式出现：
- 为了面子或保护别人而撒谎；
- 对人不细心；
- 发脾气；
- 经常迟到；
- 出了问题怪别人；
- 不注意自己的健康；
- 赌博、抽烟、吸毒；
- 心态消极；
- 浪费时间；
- 拖沓、缺乏条理。

坏习惯怎样扼杀你的梦想呢？
- 阻碍你发挥个人潜能，消耗你的钱财、时间、精力和动力，成为你成功路上的绊脚石；
- 破坏你的信用和自我形象；
- 是你追求幸福的障碍；
- 不管你要改掉的不良习惯是什么，改的过程都是一样的，底线是改变思维方式，然后再采取行动；
- 从一种你非常想改正的习惯开始，考虑一下不良习惯的后果，以及这个习惯会如何破坏你的梦想；
- 找到自己想要养成的好习惯；
- 想想那些有好习惯的成功人士，习惯对他们的生活有什么影响；
- 关注自己为取得成功而想养成的好习惯有哪些；多了解这方面的情况，看看成功人士的自传，进一步探究这个习惯；
- 现在就开始养成好习惯——从现在开始，身体力行。

记住好习惯不是一夜之间就养成的：要努力提高自我，达到目标。虽然成功主要是在于自己下了多少工夫提高自我，不过可能仍需别人的帮助。

法则 12. 认识到准备工作的重要

建立信心的关键之一是做好准备。为什么准备工作对成功这么重要呢？
1. 成功与否通常是由知识的深度、技能、品质和心态决定。准备工作让你有机会抓住细节、练习技能、培养好习惯、显示积极心态。坚持做准备工作是通向成功之路。
2. 在做准备的过程中，做好思想准备，查询信息、提出新问题并找寻答案，不仅看到细节还能把握整体，培养应对未来挑战所需要的能力。
3. 没有做好准备，没有给自己足够的时间分析形势，你就不可能做出正确的决定，这可能会导致失败。好的准备工作会让你在采取行动前有机会仔细研究每种可能性，分析比较每种选择，然后做出正确决定。
4. 准备工作让你有机会完善自己的决定，及时对计划做出必要的修正。
5. 在准备过程中，你学到新技术、接受新观点，并征求别人的意见，这会让你的方法更加灵活。

法则 13. 做好改变的准备

变化不可避免，影响我们生活的方方面面，无论是对个人、家庭、社区、机构，还是对地区、国家或整个世界。

以下是作为一个学生在 PBL 课程中可能遇到的一些变化：
- 学习可能要求有新的学习战略（如小组讨论、自主学习、合作学习）；
- 课程中使用的评估工具对你来说可能是新的（如：MCQs、EMQs、PBL 式问题、OSCE）；
- 课程可能要求学习或使用许多医学和科学术语；
- 课程可能要求精通英语。如果你是来自非英语国家，这对你来说可能会是个挑战；
- 课程可能会要求你掌握新技能和能力；
- 课程中蕴涵的文化可能跟你过去接触的不一样。

变化是一个我们必须接受的自然过程，同时，我们还必须接受与之相伴而来的情感变化。更重要的是，我们需要改变自己，适应变化的结果。以下是一些对变化的反应：

1. *沉着冷静*

    如果环境让人沮丧，控制住自己的怒气。

    停下来，抽点时间让自己放松。

    如果可能，避免接触其他引起紧张焦虑的事情。

    想想可以帮助自己振作的活动，例如：画画、体育运动、精神上的活动。

    每天都做好应对其他挑战的准备。

2. *反思*：想一下从这个环境中学到了什么，如何能够利用这个环境达到自己的目标，将它转化成成功机会。

3. *重新安排自己的日程表*：变化带来的压力可能会要求你重新制定日程表，抽出时间，放松休息。或许你的一位朋友会帮你补上落下的大课和讨论课。

4. *寻求帮助*：变化可能会让你心态消极，推卸责任、消沉抑郁，感到无助、悲伤，需要帮助。朋友和亲人能给你很大的帮助，另外还可以和指导教师谈谈自己的恐惧和忧虑。

5. *重点放在宏观设计和目标上*：所有成功人士都曾经历过变化、遇到过问题、挫折，情况可能比你想象的还严峻。坚持计划，不轻言放弃。

法则 14. 突破自己的局限

成功的路上，会有无数发展技能的机会，这让你有机会到以前从未去过的地方，体验以前从未有过的经历。

突破自己的局限可能会有多种形式，如：
- 本科阶段在国外做过研究工作；
- 修双学位，如医学和法律，或物理治疗和艺术；
- 去国外实习过一段时间；
- 假期自愿到非洲国家工作。

英国小说家 Arnold Bennett 写道："真正可悲的是这样的人：在自己一生中他从未鼓足勇气，全力以赴，从未充分发挥过自己的潜能，从未真正地挺直腰板"。你需要面对自己的恐惧，承担风险，还需要有责任心、信心、胸怀大志，摆脱束缚，勇往直前。

除非你决定离开自己的舒适地带，迈进一片全新的、未知领域，否则就谈不上追求自己的梦想。目标是征服未知领域，将它转化成自己的舒适地带。这能够帮助你培养新技能，发现潜能。如果不能离开自己的舒适地带，会错过丰富经历、扩大成功的绝佳机会。

法则 15. 避免拖沓

拖沓不仅是浪费时间，而且是抉择的最大障碍。有人拖沓是为了避免经历失败，他们相信如果不采取行动的话，日子就会好过些。

如何才能避免拖沓呢？

- *一步一个脚印*：大的计划不会在短时间内完成，如果拖沓的话，就什么都干不了。从现在开始，如果能每天干一点，你就会克服拖沓的毛病。
- *控制住自己*：跟拖沓的斗争是在头脑中进行的，与消极心态有直接关系。爱拖沓的人有一种无助感和受害感，这可能使他们不愿有所行动。如果你正面对同样的情形，那么就需要摆脱那些想法，关注结果和将要得到的回报。
- *现在开始*：现在是一个再好不过的时机了。坐下来，开始启动，需要迫使自己行动起来。计划好接下来该做什么，该如何安排要完成的任务。
- *不要等明天*：拖沓者总认为可以把事情安排到明天去做。他们对自己说："明天会有更多的时间开始做这些事情。今天我很忙，心情不好，什么都不想做"。他们总也找不到合适的一天开始做自己要做的事情。唯一的办法就是从现在开始。
- *多想想回报*：拖沓者会只想着完成任务所要付出的艰辛，不考虑行动会得到的回报，不想工作成果及会对生活产生的影响，或者工作时可能会获得的快乐。曾有多少次，我们觉得任务很艰巨，而结果却发现，事情其实并没有我们想象的那么痛苦。
- *寻求帮助*：如果光靠自己做不到，可能会需要一个指导老师或帮助你的人，与你一起共同努力，帮你摆脱拖沓的坏习惯，协助你安排好工作。

法则 16. 认识到明智抉择的魅力

成功的关键之一就是做出明智决定的能力。你善于做决定吗？

明智的抉择：

- 给你提供新机会；
- 让你对自我感觉良好；
- 提升你的潜力；
- 助你实现目标；
- 扩展你的技能和才能；
- 减少挫折，让你重回成功的道路；
- 提供机会，让你走向成功之旅的下一程；
- 提供动力，让你继续努力，顺利完成任务；
- 让你突破自己的局限；
- 对你的生活产生积极影响；
- 激励你去实现自己的目标；
- 促使你有效利用时间。

决策能力可以通过学习获得。明智的抉择通常是需要周密地思考所有的选择，不断审视自己的决定及其影响。

下面的 7 个步骤能够帮助你做出明智决定：

1. *提出质疑*：想一想这是否真是自己要做出的决定，还是为迎合别人而做出的决定；
2. *头脑风暴*：写下你能想到的所有可能；
3. *调研*：尽可能为每个选择寻找更多的信息；
4. *评估*：列举每种选择可能带来的结果。决策过程中不要掺入个人情感，不要让决定建立在情感上，如果急于做出评价，你的选择就有可能不符合你的价值观。
5. *排序*：对所列的每一项进行分析，将他们分成 3 组：1) 最可能，2) 不太可能，3) 排除；
6. *重点*：仔细分析每一个与情况相符的选项；
7. *决定*：整合所有支持你最后决定的目标。

法则 17. 监控进度

我们所掌握的这些"好的"技能和能力，会随着我们的进步不断完善。如果情况不是这样，那我们就是在倒退而不是前进，原因是什么呢？

- 事情进展顺利时，人们会变得过度自信，会满足自己过去的成绩，脚步慢下来，看不清自己还需要做什么；
- 事情进展顺利时，人们会变得过度自信，觉得自己做得很好，看不到还需要什么改变，看不到需要学习的新技术和新技能；
- 有些人会变得僵化，不能调整战略，例如：本科毕业进入医学院的学生在上 PBL 课程时需要变得灵活一些，愿意去改变学习方式，适应课程的需要；
- 如果不离开自己的舒适地带就不会成长。如果遵从原有的经验，他们就会找不到新的方向。

法则 18. 认识到熟练思考的力量

熟练思考能力对成功来说至关重要。如果询问成功人士，改变他们一生的一件事是什么，他们中的许多人会说"在我意识到自己需要改变思维方式的时候，我的生活发生了改变"。为了取得进步，成功人士都会熟练思考，将其视为日常生活的重要部分。

随着新知识的迅速积累，你会发现与时俱进很具有挑战性。终生学习成为绝大多数职业的重点。歌手 Eartha Kitt 说："我不会停止学习。墓碑就是我的文凭。"不过，重要的不是知识的数量，而是善于思考的能力。需要阅读哪些资料？这些资料能够提供什么帮助？如何使用这个新信息？还有别的东西需要了解吗？

学会善于思考，实现自己目标，发挥自己的潜能，这一点很重要。看一看几个需要熟练思考的原因吧：

1. *熟练思考赋予你力量*：成功人士通过思考来赋予自己力量，他们的想法和行动指引他们取得良好的结果。

   当我们集中精力熟练思考时，

   态度会反映出我们的想法和思维方式；

   我们会觉得更有信心，精力更充沛；

头脑中产生更多富有创造性的想法；

　　让身边的人也得到发展；

　　在问题和挫折中找到解决问题的办法。

2. *熟练思考让你关注自己的目标*：越用自己的头脑思考目标和计划，就越能产生有用的新想法，应对明天的挑战。
3. *熟练思考增加你的同情心*：它能够改变你对世界的看法和关注点，增加你的同情心。
4. *熟练思考提高你解决问题的能力*：要解决问题，需要批判性思维、分析能力、制订计划和横向思考能力。此外，还要考虑新的解决方案、创造性的想法，这让你能够找到最佳解决办法。昨天的解决办法可能不理想；只有通过创新性思维，才能提出新假设，寻求改革思路，能够挑战过去的常规解决办法。
5. *熟练思考增加你的机会*：机会不会降临到那些没有想过要得到它的人身上；成功人士不会等着事情发生，他们自己创造机会。

法则 19. 认识到今天的力量

　　许多人相信成功就是要拼命工作；日夜工作，尽可能产出。虽然努力工作很重要，但仍然有许多人，虽然努力了，但并没有取得成功。有些时候拼命工作，影响了重要的人际关系，累垮了身体，泯灭了兴趣，耗尽了他们的潜能。

　　还有一些人让负面经历左右了自己的一生。如果你是其中一员，我会说："昨日已经过去，一切都已经结束"。你无法改变昨天的事情或回到过去，如果你没有从昨天的事情中得到一些借鉴，那就放下负担，不要让今天为之所累。

　　对明天来说，情况也是这样。不要过高或过低估计明天会带来什么，你不知道明天会更好还是更糟，为明天担忧不会给你带来帮助。

　　因此你唯一能做的事情就是把握今天，今天是你最好的投资，关注今天，充分利用好你拥有的每一分钟。

- 集中精力，富有成效；
- 学习新的技能，提高自己的能力；
- 鼓励周围的人一起努力；
- 建立关系，为他人服务；
- 朝向自己的目标而努力，培养好习惯；

有效地利用今天能够帮助你：

- 为明天做好准备；
- 发展重要的能力，如时间管理和做出优先选择的能力；
- 喜欢正在做的事情，获得成就感。

法则 20. 应对真正的障碍

　　在面对障碍和挫折时，人们常常抱怨形势、领导或资源的缺乏。抱怨没用，这种心态只会让你的力量枯竭，不会让你向目标迈进。

　　我们都知道头脑的重要性，它能帮助我们实现目标，发挥潜力。但是有时也会给我们带来问题，成为取得好成绩的最大障碍，导致焦虑，让人心事重重、失去重点、疑虑恐惧，导致不良表现。记住，我们的头脑是：

- 情感的中心；
- 记忆的宝箱；
- 储备热情、决心和韧力的地方；
- 思想、想象力和梦想的"剧场"；
- 运筹帷幄的"豪华套房"；
- 跟他人建立联系的"指南"。

面临的艰巨挑战是如何面对困难、消除心理障碍。恐惧、焦虑、犹豫、失控，无力做出正确的决定，这都会带来损害，让我们处在不断的失落之中。如果我们能承担起个人责任，采取明智的行动，就能收获成就感和自信心，克服障碍。

法则 21. 培养毅力

面对挫折、困难、不期而至的危机、暂时的失败，能够有效做出反应，这种能力对你的生活来说意义重大。没有暂时的失败，就没有成功。每个人在生活中都会遇到不可避免的问题，突然出现的健康问题、家庭危机、关系紧张、经济问题，这些只不过是其中的一部分。

面对这些问题，能够有效做出反应，将问题转化为通往成功的机遇，这种能力对我们的生活，对我们能否取得成功影响巨大。有毅力，才会赢。毅力赋予你能量，即便在不利的情况下也能让你想象成功。

如果缺乏毅力，人们会：
- 拖沓，失去机会；
- 将失败归咎于他人和环境；
- 丧失工作和努力的愿望；
- 迷失方向；
- 犹豫不决，空想坐等而不是动手去做；
- 丧失远见，一筹莫展；

如何培养毅力：
1. *明确目的*：回顾一下个人的目标，明确自己的目的，坚信自己的行动。
2. *制订行动计划*，让你能够朝向自己的目标而努力，让梦想成为现实。
3. *利用反馈*。同学、指导老师、督学或辅导员给你的反馈，能够帮助你找出需要改进的不足。
4. *消除消极思想*：建设性地、积极地思考。积极的思考会带来积极情感，快乐地投入工作，设想成功。
5. *寻求支持和鼓励*：如果你感到自己应对不了，寻求帮助。
6. *监控自己的进步*：回顾自己取得的进步，看清面临的困难和挑战，想办法克服他们。

法则 22. 幸福快乐是一种选择

人们对快乐的定义林林总总。搜索一下伟大思想家对快乐的看法，我们就会发现种种不同的观点：亚里士多德将快乐与生活的意义和目的联系起来；托马斯·杰斐逊认为快乐源自于人际关系；维克多·雨果认为生活中最大的快乐是坚信有人爱我们；亚伯拉罕·林肯觉得快乐与决定有关。

不管快乐的定义如何，它对于每个人来说意义重大。大量的研究证据表明，幸福感的变化会产生一系列影响：我们的日常活动、创造力、所从事的工作、满意度、缺勤率（不去上学或上班）、能否取得成绩等。因此，造成"压断骆驼背的最后一根稻草"——最后的问题，就是能否从现在就开始享受生活，今天就选择幸福。不需要等到最佳时机来临才享受快乐，不需要把幸福与是否达到目标、是否瘦身成功或是否修复了破碎的情感联系起来。将快乐视为一种选择，选择高高兴兴地开始每一天。或许你会经历难熬的日子，面对困难、挑战，或许完全有理由不高兴，但是不高兴不会解决你的问题，改变你的境况，相反，你可以选择高高兴兴，享受生活，充实自己。

以下是一些保持快乐的方法：
- 充分利用每一刻；
- 不要为每天的小事而烦扰，保持平和心态；
- 对人对事总看到最好的一面；
- 接纳他人，不要按照自己的意志强迫别人改变；
- 让他人感到快乐，人们喜欢觉得与众不同；
- 开开心心做自己的事情；
- 不要操心自己无力改变的事情；
- 保持积极心态；
- 经常微笑；
- 树立互信，帮助他人成长。

小　结

把以上成功法则付诸实践，你就有机会激发自己最大的潜能，让自己成为大家喜欢、愿意一起合作的人，你就会对目标有清晰的认识，知道需要做什么，让自己的梦想成真。

拓展阅读资料

（略）

附 录

A 推荐的网络资源

临床医学

eMedicine: http://www.emedicine.com
Harrison's Online: http://www.harrisonsonline.com
Mayo Clinic: http://www.mayoclinic.com/
Med BioWorld: http://www.medbioworld.com/index.html
Medem: http://www.medem.com/search/default.cfm
Medical Matrix: http://www.medmatrix.org/reg/login.asp
MedicineNet: http://www.medicinenet.com/script/main/hp.asp
MedicineOnline: http://www.medicineonline.com
Medscape: http://www.medscape.com/cardiology
MedWeb: http://170.140.250.52/MedWeb/ http
Merck*Medicus*: http://www.merckmedicus.com/pp/us/hcp/hcp_home.jsp
National Cancer Institute (US): http://www.cancer.gov/
Virology Journal: http://www.tulane.edu/~dmsander/garryfavweb.html

药物信息

Drug information (PDR Health): http://www.pdrhealth.com/drug_info/index.html
Drug resource centre (Aetna IntliHealth): http://www.intelihealth.com/IH/ihtIH/WSIHW000/8124/8124.html?k=menuxx408x8124

生物医学科学

Gross anatomy (University of Arkansas for Medical Sciences): http://anatomy.uams.edu/anatomyhtml/gross_atlas.html
Gross anatomy, atlas images (University of Michigan Medical School): http://anatomy.med.umich.edu/atlas/atlas_index.html
Interactive anatomy atlas (University of Washington): http://www9.biostr.washington.edu/da.html
Atlas of echocardiogram—heart anatomy (Yale University): http://www.med.yale.edu/intmed/cardio/echo_atlas/references/heart_anatomy.html
Neuroanatomy tutorials (Florida State University College of Medicine): http://medlib.med.utah.edu/WebPath/HISTHTML/NEURANAT/NEURANCA.html
Neuroanatomy atlas (State University of New York): http://ect.downstate.edu/courseware/neuro_atlas/
Neuroanatomy structures: http://www.neuropat.dote.hu/anastru/anastru.htm
Neuroanatomy atlas (National Academy of Neuropsychology): http://schatz.sju.edu/neuro/NeuroFound/
Martindales's anatomy & histology center: http://www.martindalecenter.com/MedicalAnatomy_3_SAD.html
The Urbana Atlas of Pathology (University of Illinois): http://www.med.uiuc.edu/pathatlasf/

临床病历及病理图片

The University of New South Wales Museum of Human Disease: http://web.med.unsw.edu.au/pathmus/
Leicester University The Virtual Autopsy: http://www.le.ac.uk/pathology/teach/va/titlpag1.html
University of Pittsburgh Department of Pathology case studies: http://path.upmc.edu/cases.html
The University of New South Wales Museum of Human Disease: http://web.med.unsw.edu.au/pathmus/
Leicester University The Virtual Autopsy: http://www.le.ac.uk/pathology/teach/va/titlpag1.html
University of Pittsburgh Department of Pathology case studies: http://path.upmc.edu/cases.html

胃肠内镜

Atlas of Gastrointestinal Endoscopy (Atlanta South Gastroenterology): http://www.endoatlas.com/
Atlas of Gastroenterological Endoscopy (A Freytag, T Deist): http://www.endoskopischer-atlas.de/indexe.htm
Video Atlas Gastrointestinal Endoscopy with cases (J Murra-Saca): http://www.murrasaca.com/Videoatlas.htm
Clinical Cases and Endoscopy Images (G Hawken): http://www.endoscopyatlas.com/

医学词典

Medical Abbreviations Dictionary (mediLexicon): http://www.medilexicon.com/medicalabbreviations.php
Online Medical Dictionary (University of Newcastle upon Tyne): http://cancerweb.ncl.ac.uk/omd/index.html
MedTerms Medical Dictionary (MedicineNet): http://www.medterms.com/script/main/hp.asp
Merriam-Webster Medical Dictionary (Medline Plus): http://medlineplus.nlm.nih.gov/medlineplus/mplusdictionary.html
Medline Plus Medical Encyclopaedia: http://www.nlm.nih.gov/medlineplus/encyclopedia.html

普通资源

Centers for Disease Control and Prevention: http://www.cdc.gov/
NOAH (consumer health information of high quality): http://www.noah-health.org/
The United States National Library of Medicine: http://www.nlm.nih.gov/
BioEthicsWeb (Intute: Health & Life Sciences): http://www.intute.ac.uk/healthandlifesciences/bioethicsweb/
AARP internet resources on ageing: http://www.aarp.org

The Cochrane Collaboration (Reviews and library): http://www.cochrane.org/reviews/clibintro.htm
MDchoice.com (Medical information library for all students of medicine): www.medicalstudent.com
Merck and the Merck Manuals: http://www.merck.com/pubs/
MedicalMnemonics: http://www.medicalmnemonics.com/
FreeBooks4Doctors: http://freebooks4doctors.com/index.htm
Hardin Library (Medical/health sciences libraries on the web): www.lib.uiowa.edu/hardin/
Medical statistics: http://bmj.bmjjournals.com/statsbk/
World Health Report (World Health Organization): http://www.who.int/whr/en/

卫生机构

Directory of Health Organisations: http://dirline.nlm.nih.gov/
Worldwide hospitals directory: http://www.medilexicon.com/hospitalsdirectory.php
Medical associations and societies: http://www.medilexicon.com/medicalassociations.php

B 推荐的教材及期刊

教材

Abbas AK, Lichtman AH. Cellular and molecular immunology. 5th edn. New York: Saunders; 2003.

Ackermann U. PDQ Physiology. Hamilton: BC Decker Inc; 2002.

Agur AMR, Lee MJ. Grant's atlas of anatomy. 10th edn. Philadelphia: Lippincott Williams & Wilkins; 2000.

Azer SA. Core clinical cases in basic biomedical science. London: Hodder Arnold; 2006

Basmajian JV, Slonecker CE. Grant's method of anatomy. 11th edn. Baltimore: Williams & Wilkins; 1989.

Bennett PN, Brown MJ. Clinical pharmacology. 9th edn. Edinburgh: Churchill Livingstone; 2003.

Bhagavan NV. Medical biochemistry. 4th edn. San Diego: Harcourt/Academic Press; 2002.

Boron WF, Boulpaep EL. Medical physiology. Updated edn. Philadelphia: Saunders; 2005.

Chandrasoma P, Taylor CR. Concise pathology. 3rd edn. Stamford: Appleton & Lange; 1998.

Craig CR, Stitzel RE. Modern pharmacology with clinical applications. 6th edn. Philadelphia: Lippincott Williams & Wilkins; 2004.

Damjanov I, Linder J. Anderson's pathology. 10th edn. St Louis: Mosby; 1996.

Davis A, Blakeley AGH, Kidd C. Human physiology. Edinburgh: Churchill Livingstone; 2001.

Dornan T, O'Neill P. Core clinical skills for OSCE in medicine. 2nd edn. Edinburgh: Churchill Livingstone; 2006.

Drake RL, Vogl W, Mitchell AWM. Gray's anatomy for students. Philadelphia: Elsevier Churchill Livingstone; 2005.

Gartner LP, Hiatt JL. Color textbook of histology. 3rd edn. New York: Saunders; 2007.

Goldman L, Ausiello D. Cecil textbook of medicine. 22nd edn. New York: Saunders; 2004.

Greenspan FS, Gardner DG. Basic and clinical endocrinology. 7th edn. New York: Lange Medical Books/McGraw-Hill; 2004.

Guyton AC, Hall JE. Textbook of medical physiology. 11th edn. Philadelphia: Saunders; 2000.

Hardmann JG, Limbird LE. Goodman & Gilman's the pharmacological basis of therapeutics. 11th edn. New York: McGraw-Hill; 2005.

Johnson LR. Essential medical physiology. 3rd edn. Philadelphia: Elsevier; 2003.

Jorde LB, Carey JC, Bamshad MJ, et al. Medical genetics. 3rd edn. St Louis: Mosby; 2006.

Junqueira LC, Carneiro J. Basic histology: text and atlas. 10th edn. New York: Lange Medical Books/McGraw-Hill; 2004.

Kandel ER, Schwartz JH, Jessel TM. Principles of neural science. 4th edn. New York: McGraw-Hill; 2000.

Katzung BG. Basic and clinical pharmacology. 9th edn. New York: McGraw-Hill; 2004.

Kierszenbaum AL. Histology and cell biology. 2nd edn. St Louis: Mosby; 2007.

Kumar P, Clark M. Clinical medicine. 6th edn. Edinburgh: Saunders; 2005.

Kushner TK and Thomasma DC (eds). Ward ethics. Cambridge: Cambridge University Press; 2001.

Larsen P, Kronenburg H, Melmed S, et al. Williams textbook of endocrinology. 10th edn. Philadelphia: WB Saunders; 2003.

Lilly LS. Pathophysiology of heart disease. A collaborative project of medical students and faculty. 3rd edn. Philadelphia: Lippincott Williams & Wilkins; 2003.

Lloyd M, Bor R. Communication skills for medicine. 2nd edn. Edinburgh: Churchill Livingstone; 2004.

Mandell GL, Bennett JE, Dolin R. Principles and practice of infectious diseases. 6th edn. New York: Churchill Livingstone; 2005.

McPhee SJ, Lingappa VR, Ganong WF. Pathophysiology of disease. An introduction to clinical medicine. 6th edn. New York: Lange Medical Books/McGraw-Hill; 2005.

Mims C, Dockrell HM, Goering RV, et al. Medical microbiology. 3rd edn. St Louis: Mosby; 2005.

Moore KL, Dalley AF. Clinically oriented anatomy. 5th edn. Philadelphia: Lippincott Williams & Wilkins; 2005.

Murray RK, Granner DK, Mayer PA, et al. Harper's illustrated biochemistry. 26th edn. New York: McGraw-Hill; 2003.

Nolte J. The human brain. An introduction to its functional anatomy. 5th edn. St Louis: Mosby; 2002.

Page C, Hoffman B, Curtis M, et al. Integrated pharmacology. 3rd edn. Edinburgh: Mosby; 2006.

Pollard TD, Earnshaw WC, Lippincott-Schwartz J. Cell biology. 2nd edn. New York: Saunders; 2007.

Rubin R, Strayer DS. Rubin's pathology. 5th edn. Philadelphia: Lippincott Williams & Wilkins; 2007.

Rudolph AM, Kamei RK, Overby KJ. Rudolph's fundamentals of pediatrics. 3rd edn. New York: McGraw-Hill; 2002.

Souhami RL, Moxham J. Textbook of medicine. 4th edn. Edinburgh: Churchill Livingstone; 2003.

Symonds I, Baker P, Kean L. Problem oriented obstetrics & gynaecology. London: Hodder Arnold; 2002.

Underwood JCE. General and systematic pathology. 4th edn. Edinburgh: Churchill Livingstone; 2004.

Williamson RCN, Waxman BP. Scott: an aid to clinical surgery. 6th edn. Edinburgh: Churchill Livingstone; 1998.

Young B, Lowe J, Stevens A, et al. Wheater's functional histology. 5th edn. New York: Churchill Livingstone; 2006.

Young PA, Young PH. Basic clinical neuroanatomy. Philadelphia: Lippincott Williams & Wilkins; 1996.

临床及基础医学期刊

(These journals are available in your medical library)
American Family Physician: http://www.aafp.org/online/en/home.html
Annals of Internal Medicine: http://www.annals.org/
Archives of Family Medicine: http://archfami.ama-assn.org/
Archives of Internal Medicine: http://archinte.ama-assn.org/
Australian Family Physician: http://www.racgp.org.au/afp
British Journal of General Practice: http://www.rcgp.org.uk/journal_/bjgp.aspx
BMJ (British Medical Journal): http://bmj.bmjjournals.com/
Canadian Family Physician: http://www.cfpc.ca/cfp/2006/Sep/cover.asp?
Canadian Medical Association Journal: http://www.cmaj.ca
Evidence-Based Medicine (American College of Physicians): http://ebm.bmjjournals.com/
Journal of the American Medical Association (JAMA): http://jama.ama-assn.org/
Journal of Family Medicine On-Line: http://www.ccspublishing.com/j_fammed.htm
Journal of Obstetrics and Gynecology: http://www.ccspublishing.com/j_obg.htm
Medical Journal of Australia: http://www.mja.com.au/
New Zealand Family Physician: http://www.rnzcgp.org.nz/
The Lancet: http://www.thelancet.com/
The New England Journal of Medicine: http://content.nejm.org/

C 准备充分的学习主题举例

(见第七章 107 页)

脂类是如何在人体内转运的?

胆固醇和甘油三酯（TG）以脂蛋白颗粒的形式在血液和其他体液中转运。因为脂类的疏水性（不溶于血液和水），它们被双极脂蛋白质包围，这使得它们更具有亲水性（溶于水）。这些蛋白质成分被称为脱辅基蛋白。脱辅基蛋白有两种主要功能：

1. 溶解疏水脂类
2. 含有细胞寻靶信号

   主要的脂蛋白

   乳糜微粒

   极低密度脂蛋白（VLDL）

   中密度脂蛋白（IDL）

   低密度脂蛋白（LDL）

   高密度脂蛋白（HDL）

载脂蛋白

载脂蛋白由肝脏（例如 B-100）和肠（例如 B-48）来合成、分泌。载脂蛋白主要功能是：

1. 激活脂蛋白酶（如 C-II）
2. 抑制脂蛋白酶（如 C-III）
3. 将脂蛋白和受体结合（例如：中密度脂蛋白中的 Apo-E 有助于将中密度脂蛋白和低密度脂蛋白受体连接在一起）
4. 激活卵磷脂胆固醇酰基转移酶

载脂蛋白的类型

A：A-I（激活卵磷脂胆固醇酰基转移酶 LCAT），出现在高密度脂蛋白和乳糜微粒中

A-II 出现在高密度脂蛋白和乳糜微粒

B：B-100（在肝脏中形成），出现在极低密度脂蛋白，中密度脂蛋白和低密度脂蛋白中

B-48（在肠中形成），出现在乳糜微粒和乳糜微粒残留物中

C：C-II（激活脂蛋白脂肪酶），出现在乳糜微粒，极低密度脂蛋白，中密度脂蛋白和高密度脂蛋白中

C-III（抑制脂蛋白脂肪酶），出现在乳糜微粒，极低密度脂蛋白，中密度脂蛋白和高密度脂蛋白中

E：（将中密度脂蛋白、乳糜微粒残留物和低密度脂蛋白受体结合的图例）出现在乳糜微粒，极低密度脂蛋白，中密度脂蛋白和高密度脂蛋白中

重要结论

1. 低密度脂蛋白唯一的载脂蛋白是 B-100（它没有其他的载脂蛋白）。

   这个信息有什么意义呢？

表 1 脂蛋白种类及代谢

属性	乳糜微粒 (CM)	极低密度脂蛋白 (VLDL)	中密度脂蛋白 (IDL)	低密度脂蛋白 (LDL)	高密度脂蛋白 (HDL)
合成地点	肠	肝和肠	主要是血液	在血液和肝脏中从IDL和VLDL	肝脏和肠
功能	饮食中的脂肪从肠转运到肝脏和脂肪组织,甘油三酯成分被脂蛋白脂肪酶水解,富含胆固醇部分被肝脏吸收。	从肝脏中内生甘油三酯转运。脂蛋白脂肪酶将甘油三酯降解,产生中密度脂蛋白。	形成以后 2~6 小时,所形成的中密度脂蛋白 50% 被肝脏从循环系统吸收。剩下的 49% 被转化成血液中的低密度脂蛋白,1% 被清除巨噬细胞吸收。	运送胆固醇到组织和肝脏。低密度脂蛋白要求特殊低密度脂蛋白受体来清除。	从血浆运送胆固醇到肝脏。将胆固醇从循环系统清除。
参与酶	脂蛋白脂肪酶	脂蛋白脂肪酶			卵磷脂胆固醇酰基转移酶
胆固醇%	4	20	55	50	15
甘油三酯%	85	50	20	10	10
蛋白质%	1	10	20	20	45
直径 (nm)	100—1200	30—80	25—35	18—25	5—12
载脂蛋白主要	//ApoB- 48	//ApoB- 100	ApoB- 100	ApoB- 100	ApoA- 1
其他	A- I, A- II, C- II, C- III	E, A- I, A- II, C- II, C- III	E, C- II, C- III	—	E, A- II, C- III

表 2 脂蛋白代谢的关键酶

酶	来源	位置	功能	基质	结果	激活方式	抑制方式	缺乏的后果
1 脂蛋白脂肪酶	脂肪细胞 骨骼肌细胞	内皮细胞 血管	脂肪水解（主要是乳糜微粒和极低密度脂蛋白	乳糜微粒和极低密度脂蛋白	乳糜微粒残留物 中密度脂蛋白	出现在极低密度脂蛋白上的C-Ⅱ载脂蛋白（作为辅助因子）	C-Ⅲ载脂蛋白（作为辅助因子）	甘油三酯增加 进行性冠状动脉疾病 高密度脂蛋白减少
2 肝脏脂肪酶	肝脏 人体巨噬细胞	肝细胞 循环	甘油三酯在中密度脂蛋白中水解	中密度脂蛋白（载脂蛋白B-100）	形成低密度脂蛋白（载脂蛋白B-100） 75%由肝脏吸收 24%由其他组织吸收 1%由清除细胞吸收	不明	不明	缺少中密度脂蛋白向低密度脂蛋白转化 CA病风险增加
3 激素敏感脂肪酶			从脂肪组织中动用脂肪酸	甘油三酯（TG）	二酰甘油（DAG）	儿茶酚胺类（c-AMP依赖磷酸化）	胰岛素	脂肪代谢和能量调节紊乱
4 卵磷脂-胆固醇-酰基转移酶		循环	胆固醇逆转运	从脂蛋白和细胞转运胆固醇到高密度脂蛋白	游离胆固醇从周边转运到肝脏	载脂蛋白A-Ⅰ	不明	游离胆固醇聚集 动脉粥样硬化 鱼眼病

2. C-Ⅱ、C-Ⅲ和E都出现在乳糜微粒，极低密度脂蛋白，中密度脂蛋白和高密度脂蛋白中；
3. A-Ⅰ和A-Ⅱ出现在高密度脂蛋白和乳糜微粒中。这个信息有什么意义呢？
4. B-100出现在极低密度脂蛋白，中密度脂蛋白和低密度脂蛋白中。

学习者的反思性问题和临床应用

- *为什么建议空腹量血脂？*

乳糜微粒（富含甘油三酯的微粒）在空腹状态下不出现。如果病人不是空腹，由于富含甘油三酯的乳糜微粒出现，总甘油三酯会升高。如果病人禁食且甘油三酯水平升高，这反映了VLDL质粒增加。

- *为什么高密度脂蛋白浓度较高能起到保护心血管作用？*

有研究表明高密度脂蛋白影响血小板和止血机制的功能，能产生保护作用。

- *脂蛋白脂肪酶和脱辅基蛋白质缺乏会有什么影响？*

结果是血脂甘油三酯升高。这是因为血液中乳糜微粒持续高浓度（显示出现乳糜微粒像奶油一样漂浮在空腹血浆上）。C-Ⅱ出现在乳糜微粒表面，负责激活脂蛋白，还会让乳糜微粒和脂蛋白酶粘在一起。所以如果酶或载脂蛋白C-Ⅱ缺失→血液中乳糜微粒指标增加、甘油三酯增加（这种情况并不是由极低密度脂蛋白微粒增加引起的）→黄色瘤爆发、视网膜静脉血栓形成、胰腺炎、肝脾肿大。

- *家族性高胆固醇血症的发病机制是什么？*

肝脏中低密度脂蛋白受体缺失或变异→血清胆固醇增加。这一缺陷的后果是什么？

- *脱辅基蛋白B-100基因突变的影响是什么？*

脱辅基蛋白B-100出现在低密度脂蛋白中。它能够促成低密度脂蛋白和肝脏中的低密度脂蛋白胆固醇受体结合。如果脱辅基蛋白B-100缺失或不足→肝脏细胞LDL吸收受损→血清中低密度脂蛋白胆固醇水平增加。这幅临床画面类似于家族性高胆固醇血症。这两种情况可以通过基因测试区分。

- *如何解释过量饮酒病人脂肪肝发病机制？*

长期过量饮酒能导致脂肪肝（肝脂肪变性），发病机制包括：

- ↑游离脂肪酸运送到肝脏
- ↓线粒体引起游离脂肪酸产生氧化作用
- ↓从肝脏运送脂蛋白
- ↑合成代谢

推荐网站和文章

iVillage Total Health（http：//heart.ivillage.com/cholesterol/cholesterol.cfm）。这个网站上登载相关信息，如胆固醇、高胆固醇意义、高危病人高低密度脂蛋白脂带来的危险因子等；

Barnard RJ. 生活方式转变对血脂的影响。Arch Intern Med 1991；151（7）：1389-1394.

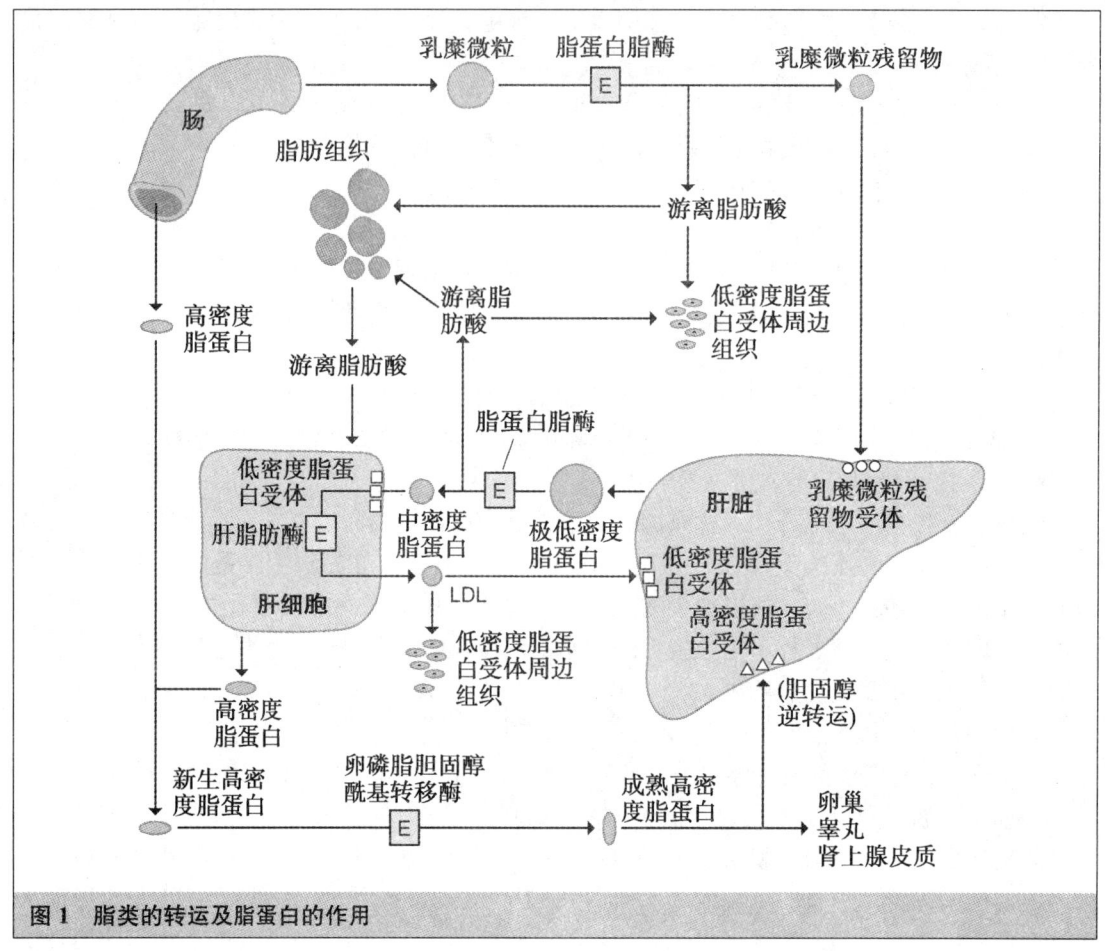

图1 脂类的转运及脂蛋白的作用

D 评估问题举例

第一组：多项选择题
第二组：扩展配对题
第三组：简答题
第四组：问题导向型（PBL）式问题
第五组：结构型简答题

第一组：多选题

问题 1

Maria Roberts 是一名 10 岁的小学生，两年前诊断为糖尿病，靠胰岛素控制疾病。最近两天，她诉说全身无力、发热、口渴、尿频，没有胃口、恶心，呕吐了两次。因为她没有吃东西，注射胰岛素时，妈妈只给她打了平时一半的量。Maria 入院做进一步的观察。检查发现，她面色苍白、脱水、呼吸急促。心血管和呼吸系统检查正常。动脉血和尿样已送到实验室待检。

你估计病人会出现下表中哪一行的检查结果？

	血 pH (7.28～7.44)	血 HCO_3^- （21～28mmol/L）	尿 pH
A	7.54	22	碱性
B	7.41	25	酸性
C	7.39	15	碱性
D	7.30	16	酸性
E	7.26	36	酸性

（答案是 D）

问题 2

Micheal Mosepolee 是一名 19 岁的非洲学生，腹部疼痛厉害，到当地医院急诊。Michael 在 3 岁的时候有过类似的疼痛。检查发现，他处在疼痛中，血压是 120/80mmHg（100/60～130/80mmHg），脉搏 110/每分钟（60～100/分钟），体温 36.9℃（36.6～37.2℃），腹部软，没有压疼，也没有发现其他不正常。全血检查结果如下：

血红蛋白（Hb）：80g/L（正常是 115－160g/L）

白细胞计数（WCC）：11.5（正常是 4.0－11.0×10⁹/L）

血小板计数：350（正常是 150－400×10⁹/L）

显微镜检查周边血涂片如下：

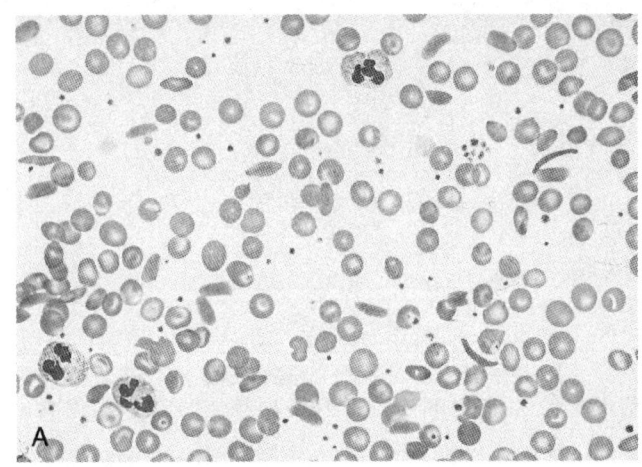

图像由德克萨斯大学病理学系 Robert W Mckenna 博士提供。德克萨斯州达拉斯西南医学院

1. Micheal 的情况最可能的诊断是：
   A. 镰状细胞血症
   B. 缺铁性贫血
   C. 地中海型贫血症
   D. 急性阑尾炎
   E. 巨幼细胞性贫血

（答案是 A）

2. 下面哪一个检查结果能证实你的诊断？
   A. 骨髓切片
   B. 腹部 X 光片
   C. 血色素电泳
   D. 血清铁蛋白和铁检测
   E. 温性抗体、寒性抗体

（答案是 C）

第二组：扩展配对题

问题 1

主题：心血管病用药

　　A. 血管紧缩素-转化酶（ACE）抑制剂（例如甲巯丙脯酸）
　　B. 管紧缩素受体阻滞剂
　　C. 螺内酯（醛固酮拮抗剂）
　　D. β肾上腺素能受体拮抗剂
　　E. 地高辛
　　F. 多巴胺
　　G. 氨力农
　　H. 静脉硝酸甘油
　　I. 胺碘酮

J. 氨苯喋啶

K. 硝酸异山梨醇

针对每名病人推荐最适合的药物

1. 58 岁女性，急性前壁心肌梗死。血压是 80/50mmHg，脉搏 140/min，体温 36.7℃，呼吸频率 25/min。胸肺检查两边都有爆裂音。12 导心电图没有心律不齐，但是变化显示急性广泛前壁心肌梗死。(答案是 F)

2. 49 岁女性，呼吸急促，有心脏衰竭症状，脉搏极其不规则，情况发生前不处在治疗中。(答案是 I)

3. 58 岁男性，心肌梗死出现心衰，用血管紧缩素转化酶抑制剂治疗。3 个月后，出现咳嗽，包括胸部 X 线片在内的检查没有显示咳嗽原因。(答案是 B)

问题 2

主题：供应脑部血管

　　A. 右前脑动脉

　　B. 左前脑动脉

　　C. 右中脑动脉

　　D. 左中脑动脉

　　E. 右小脑下后动脉

　　F. 左小脑下后动脉

　　G. 右豆核纹状动脉

　　H. 左豆核纹状动脉

针对下面每位神经系统异常的病人，选择最有可能导致这种异常的动脉：

1. 65 岁惯用右手男性，不能用右手、右腿。检查发现，脸右下部肌无力，右足主动背屈受限，右侧跖部的伸张反应。病人不能说话，但能听懂。(答案是 D)

2. 53 岁女性病人，频繁呕吐、恶心。检查时发现，复视，左侧面部肌无力，吞咽困难（左侧脑神经麻痹 9 & 10）。此外，她还有右侧痛感和温度感觉消失的症状。(答案是 F)

第三组：简答题

问题 1

讨论胃中壁细胞在盐酸（HCl）分泌中的作用。简单回答辅药抑制壁细胞分泌盐酸的几种作用机制。

问题 2

简单讨论骨细胞及其功能。讨论激素控制骨矿物质代谢。可以用流程图来解释。

第四组：PBL 式问答题

问题 1

Michael Martin，58 岁，工人，最近 3 个月以来进行性黄疸、虚弱、体重减轻和轻度贫血，入墨尔本医院治疗。每天喝 1 到 2 杯酒，但是承认自 5 个月前 20 岁的独女去世后，喝的量有所增加。检查时发现，Martin 先生有黄疸，没有蜘蛛痣或掌红斑，生命体征正常。

腹部检查：

- 在他的右肋骨缘下可及无痛包块（很有可能是胆囊）；

- 脾脏未触及；

- 移动性浊音；
- 直肠指检；
- 尿液检查：胆红素+++；
- 心血管和呼吸系统检查正常；
- 检查结果显示。

血液检查	病人	正常值
总胆红素	90	0~19 μmol/L
血清蛋白	41	35~50 g/L
天冬氨酸氨基转移酶（AST）	44	0~40 U/L
丙氨酸转氨酶（ALT）	59	0~50 U/L
伽马谷氨酰转移酶（GGT）	134	0~50 U/L
碱性磷酸酶（ALP）	850	0~120 U/L

在下表第一栏中列举能够说明 Martin 先生黄疸 3 个可能性最大的原因（假设）。你的假设应该跟病史中提供的信息、检查结果一致。就每个假设简单写一段话（在表格列出观点），指出证据如何能够支持或否定提出的每个假说。

假设	证据（支持）	证据（否定）
1		
2		
3		

问题 2

Peter Roberts，63 岁，房地产公司经理，因为最近 14 个小时腹部疼痛，去看全科医生 Sam Andar 大夫。他说："昨天开始疼，喝了酸奶之后，缓解了一些。"进一步询问，了解到，Roberts 先生恶心，但是没有呕吐，胃口没有变化。体重或排便习惯没有发现有变化，但是他当天早晨注意到大便软、发黑。

重要体征	病人	正常范围
血压	110/70 毫米汞柱（仰卧位） 90/60 毫米汞柱（坐姿）	100/60~130/80 毫米汞柱
脉搏	110/分钟	60~100/分钟
体温	36.9℃	36.6~37.2℃
呼吸频率	22/分钟	12~16/分钟

腹部检查：
- 上腹部压痛；
- 肝脾未触及；
- 粪便检查：手套指捡软黑便。

你确认腹部疼痛是 Roberts 先生的主要问题之一。运用你的基础和临床知识，描述腹痛的发病机制。可以用流程图或列表格的方式回答问题。

第五组：结构化简答题

Michael Louise，25 岁，科学家，因为最近心悸反复发作，去看全科医生。他没有在用药，也不抽烟，过去也没有患过心血管或呼吸系统疾病。检查发现，他比较焦虑，脉搏是 130/分钟，血压是 110/70 毫米汞柱，体温 37 度，呼吸频率 20/分钟，做了 12 导心电图（见下图）。

问题

A. 你的诊断什么？

B. 你还需要通过询问病史了解那些信息？

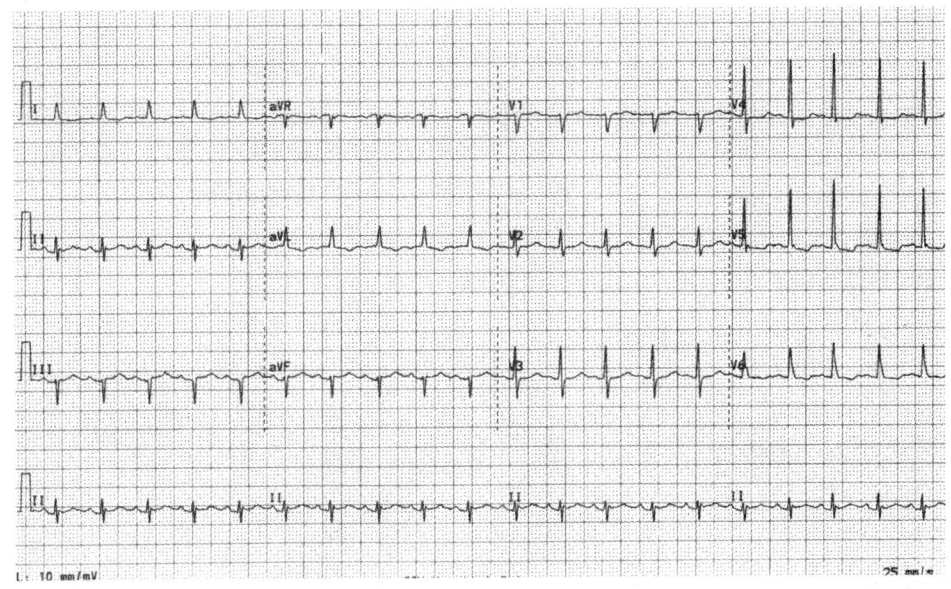

（由马来西亚 Universiti Teknologi MARA，Hamed Omar 教授提供。）

进一步询问病史发现，最近 3~5 个月，他曾经腹泻过，他还发现手指抖，有时甚至掉东西，总是感到焦虑。

C. 你需要检查身体的哪个系统？请解释原因。

D. 你要给他做什么实验室检查？请解释每一项检查结果如何帮你做诊断。

E. 你的诊疗方案及可选择方案。

词汇表

360 - degree evaluation	全方位评估
active learning	主动学习
anatomy	解剖
biochemistry	生物化学
bioethics	生命伦理学
biology	生物学
brainstorming	头脑风暴
CAL	计算机辅助学习
case - based teaching	案例教学
clinical reasoning	临床推理
clinical skills	临床技能
Cochrane Library	考科林医学图书馆
cognitive skills	认知技能
collaborative learning	合作学习
communicative skills	沟通技能
competence	能力
concept map	概念图
constructed - response questions	结构化简答题
continuous medical education	继续医学教育
core curriculum	核心课程
critical thinking	批判性思维
cybermedical skills	网络医学技能
decision making	决策
deep learner	深度学习者
diagnosis	诊断
dysfunctional group	无效学习组
evidence - based medicine	循证医学
extended - matching questions	扩展配对题
enquiry plan	问诊方案
evaluation	评估
evidence - based learning	循证学习
facilitating questions	引导式问题
facilitator	引导者

feedback	反馈
formative assessment	形成性评估
histology	组织学
histopathology	组织病理学
hybrid problem-based learning course	混合式 PBL 课程
hypothesis	假设
immunology	免疫学
informatics	信息学
integrated learning	整合性学习
interdisciplinary education	跨学科教学
interpersonal skills	人际沟通技能
interprofessional education	跨专业教学
learning issues	学习主题
learning objectives	学习目标
learning style	学习方式
life-long learning	终生学习
logbook	轮转手册
multiple-choice questions	多选题
mechanism	路径
medical informatics	医学信息学
mentor	导师
modified-essay questions	改良病历分析题
metacognitive skills	元认知技能
microbiology	微生物学
mind map	大脑印象图
mini-clinical evaluation exercise	临床技能小测验
molecular biology	分子生物学
multiple-mini interviews	多项迷你面试
non-cognitive skills	非认知技能
objective structured clinical examination	客观结构化临床考试
online assessment	网上考试
passive learning	被动学习
pathology	病理学
pathophysiology	病理生理学
pedagogy	教学法
peer assessment	学生互评
pharmacology	药理学
physiology	生理学
physiotherapy	物理治疗
portfolio	档案袋

problem effectiveness	问题效度
problem-solving learning	解决问题式学习
procedural knowledge	过程性知识
professionalism	职业精神
reflective journal	反思日志
reflective learning	反思式学习
reliability	信度
rote learning	记忆式学习
schema	纲要
scribe	记录者
self-assessment	自我评估
self-directed learning	自主学习
self-motivation	自我动力
simulated patient	模拟病人
small-group learning	小组学习
strategic learning	策略性学习
student-centered	以学生为中心
subject guide	课程指南
summative assessment	终结性评估
superficial learning	浅度学习
task-based learning	任务为中心的学习
tag test	标注式考试
telemedicine	远程医学
trigger	病例
triple-jump examination	三级跳式测试
tutor	指导老师
tutor assessment	指导老师评价
tutor guide	指导老师指南
validity	效度,有效性